XIANDAI GUSHANG YU GUBING
现代骨伤与骨病

主编 赵 刚 张 军 魏传宁 卓东群

余瑞新 卢立斌 王贤武

上海科学普及出版社

图书在版编目（CIP）数据

现代骨伤与骨病／赵刚等主编. —上海：上海科学普及出版社，2022.12
ISBN 978-7-5427-8342-4

Ⅰ.①现… Ⅱ.①赵… Ⅲ.①骨损伤–诊疗②骨疾病–诊疗 Ⅳ.①R68

中国版本图书馆CIP数据核字（2022）第244369号

统　　筹　张善涛
责任编辑　陈星星
整体设计　宗　宁

现代骨伤与骨病

主编　赵　刚　张　军　魏传宁　卓东群
余瑞新　卢立斌　王贤武

上海科学普及出版社出版发行

（上海中山北路832号　邮政编码200070）

http://www.pspsh.com

各地新华书店经销　　山东麦德森文化传媒有限公司印刷
开本　710×1000　1/16　印张 11.75　插页 2　字数 211 200
2022年12月第1版　　2022年12月第1次印刷

ISBN 978-7-5427-8342-4　定价：128.00元
本书如有缺页、错装或坏损等严重质量问题
请向工厂联系调换
联系电话：0531-82601513

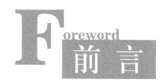

前　言

　　骨科学是以运动系统疾病为对象,研究其病因病理、诊断、治疗及功能康复的综合学科,功能康复是骨科疾病治疗的最终目的。目前骨科领域内各种参考书层出不穷,但多数重在介绍骨科疾病的诊疗与手术;且传统意义上的功能康复仍止步于医师和护士指导、家属帮忙的简单模式,其康复程度极其有限。近年来,骨科学的发展日新月异,在骨科基础理论和手术技巧等领域均取得了许多里程碑式的发展,大量的新技术、新方法及新材料陆续应用于临床实践,这为骨科医师战胜疾病提供新利剑的同时,更对如何提高骨科疾病患者的功能康复提出了新的挑战;为了紧跟创伤骨科日益发展的步伐,方便骨科相关工作者的应用,我们吸收了目前国内外创伤骨科的新理论、新技术与新方法,结合各编者多年的临床实践经验,组织编写了这本《现代骨伤与骨病》。

　　本书注重临床实用,针对临床常见的骨科损伤和疾病,从发病机制、分类、临床诊断、早期处理、治疗方法选择、手术实施、临床疗效评估、并发症预防与处理等方面进行叙述。既阐明了诊断原则和治疗理念,又介绍了规范的技术操作规程,还展示了编者自己的临床经验和心得,以帮助读者通过查阅本书能正确处理创伤骨科各种临床问题。

　　本书内容丰富、新颖,资料可靠,力求将骨科基本理论、基础知识、基本技能与临床实践完美结合,融科学性、系统性、先进性、实用性与启发性于一体。

本书读者对象为骨科相关专业人员和广大基层医疗机构,包括县级医院、乡镇医院以及社区医疗服务中心的临床医师;同时还包括广大研究生、进修生、医学院在校学生等,可作为其工作和学习的参考书。

创伤骨科涉及的知识面广,处理的病情又复杂多变,应用的技术和手段也是发展迅速,由于作者的认识和经验有限,难免存在失误和不足之处,望同仁及广大读者予以批评指正。

《现代骨伤与骨病》编委会

2022 年 10 月

Contents 目 录

第一章

肩部及上臂损伤

第一节 锁 骨 骨 折

锁骨为两个弯曲的弧形管状长骨,横置于胸壁前上方外侧,侧架于胸骨与肩峰之间。内侧与胸骨柄相应的切迹构成胸锁关节;外侧端与肩峰内侧借着关节囊、肩锁韧带、三角肌、斜方肌肌腱附着部和喙锁韧带形成肩锁关节,其下有颈部至腋窝的臂丛神经和锁骨下动、静脉及神经穿过。锁骨略似"S"形,由内向外逐渐变细。外侧 1/3 凸向背侧,上下扁平,横截面呈扁平状椭圆形;锁骨内侧 2/3 凸向腹侧,横截面呈三角形;中 1/3 与外 1/3 交接处,横截面为类似椭圆形。由于其解剖上的弯曲形态,以及各部位横截面的不同形态,在中外 1/3 交接处就形成应力上的弱点而容易发生骨折。如果锁骨骨折移位严重或整复手法不当,手术操作失误,有可能造成其后下方的臂丛神经或锁骨下动脉损伤。

锁骨骨折是常见的上肢骨折之一,占全身骨折的 3.5%～5.1%,占肩部骨折的 53.1%,尤以儿童及青壮年多见。

一、病因病理与分类

间接与直接暴力均可引起锁骨骨折,但间接暴力致伤较多,直接暴力致伤较少见。直接暴力可以从前方或上方作用于锁骨,发生横断性或粉碎性骨折。粉碎性骨折的骨折片如向下移位,有压迫或刺伤锁骨下神经和血管的可能;如骨折片向上移位,有穿破皮肤形成开放性骨折的可能。幼儿骨质柔嫩而富有韧性,多发生青枝骨折,骨折后骨膜仍保持联系。在胸锁乳突肌的牵拉下,骨折端往往向上成角。患者跌倒,上肢外展,掌心、肘部触地,或从高处跌下,肩外侧着地,传导的间接暴力经肩锁关节传至锁骨,并与身体向下的重力交会于锁骨的应力点,形成剪力而造成锁骨骨折,多为横断形或短斜形骨折。

根据受伤机制和骨折特点,锁骨骨折分为外 1/3 骨折、中外 1/3 骨折和内 1/3 骨折。

(一)中外 1/3 骨折

锁骨中外 1/3 骨折为锁骨骨折中最多见的一种,多为间接暴力所致。直接暴力引起的是由于锁骨中外端直接受打击或跌倒时锁骨直接撞击所致。骨折常为横断形或小斜形,老人多为粉碎性。骨折移位较大,近侧骨折端因受胸锁乳突肌的牵拉而向上后方移位,远侧骨折端因肢体重量作用与胸大肌、胸小肌及肩胛下肌等牵拉而向前下方移位,并因这些肌肉和锁骨下肌的牵拉作用,向内侧造成重叠移位。儿童一般为青枝骨折,向前上成角。粉碎性骨折由于骨折块的相对移位,常使粉碎的骨折片旋转、分离、倒立,桥架于两骨折端之间,给治疗带来困难。

(二)外 1/3 骨折

锁骨外 1/3 骨折多由肩部着地或直接暴力损伤所致。骨折常为斜形、横断形,粉碎性较少。若骨折发生于肩锁韧带和喙锁韧带之间,骨折外侧端由于受肩、前臂的重力作用而与内侧端相对分离移位。若骨折发生在喙锁韧带的内侧,骨折内侧端由于胸锁乳突肌的牵拉,可向上移位;而外侧端受肩锁韧带和喙锁韧带的约束,多无明显改变。若为粉碎性骨折,骨折的移位则无一定规律。如喙锁韧带断裂,又可导致锁骨近侧端向后上方移位,更增重两骨折端的移位(图 1-1、图 1-2)。治疗时必须手术修复此韧带,才能维持骨折端的复位固定。

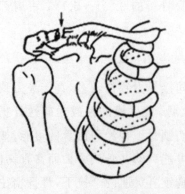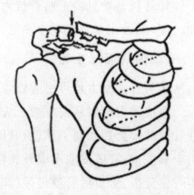

图 1-1　锁骨外端无喙锁韧带断裂骨折　　　　图 1-2　锁骨外端伴喙锁韧带断裂骨折

(三)内 1/3 骨折

锁骨内 1/3 骨折临床很少见。其骨折移位与中外 1/3 骨折相同,但外侧端由于三角肌与胸大肌的影响常有旋转发生。在正位 X 线片呈钩形弯曲,两断端不对应。如为直接暴力引起,因胸锁乳突肌及肋锁韧带的作用,骨折端很少移位。

二、临床表现与诊断

锁骨骨折一般有明显的外伤史,并且其典型体征是损伤后患者的痛苦表情:头偏向伤侧,同时用健侧手托住伤侧前臂及肘部。局部压痛及肿胀均较明显,特别是骨折移位严重者,锁骨上下窝变浅或消失,甚至有皮下瘀斑,骨折端局部畸形。若有骨折移位时,断端常有隆起;若骨折重叠移位,患者肩部变窄,肩内收向下倾斜,肩功能明显丧失。检查骨折处:局部肌肉痉挛,完全骨折者可摸到皮下移位的骨折端,有异常活动和骨擦感,患侧上肢外展和上举活动受限。骨折重叠移位者从肩外侧至前正中线的距离两侧不等长,患侧较健侧可短 1~2 cm。合并锁骨下血管损患者,患肢麻木,血液循环障碍,桡动脉搏动减弱或消失;合并臂丛神经损伤者,患肢麻木,感觉及反射均减弱;若合并皮下气肿者,则出现游走性疼痛。

X 线正位片,可以确定骨折的部位、类型和移位的方向。但是,由于锁骨有前后的生理弯曲,X 线正位片不易发现骨折前后重叠移位,所以必要时可拍锁骨侧位片。如果发现骨折近端向前或远端有向下向内弯曲时,则提示骨折有旋转移位的可能,不要误诊为单纯的分离移位,否则就难以达到满意的复位效果。婴幼儿多为青枝骨折,局部畸形及肿胀不明显,但活动伤侧上肢及压迫锁骨时,患儿哭闹。

锁骨外 1/3 骨折,常被局部挫伤的症状所掩盖,容易发生误诊。凡肩峰部受直接暴力撞击者,应仔细对比检查两侧肩部,了解锁骨有无畸形、压痛,并且可用一手托患侧肘部向上推进,了解有无异常活动。

另外,锁骨外 1/3 骨折应与肩锁关节脱位相鉴别,两者均有肩外侧肿胀疼痛及关节活动受限。后者可用力将锁骨外端向下按使之复位,松手后又隆起,X 线正位片可见锁骨外端上移,肩锁关节间隙变宽。

三、治疗

锁骨骨折绝大多数可采用非手术治疗,即使是有明显移位及粉碎性骨折,如无相应的血管、神经症状或其他绝对手术指征,应慎做手术,因手术对患者无疑是一种损伤,而且有一定比例的病例会并发骨折延迟愈合或不愈合(约 3.7％)。对有明显移位的锁骨骨折采用手法复位外固定治疗,有的虽难以维持解剖位置,但均能愈合,愈合后有的局部虽遗留有轻度隆起,但一般不影响功能。有部分医师和患者为了追求骨折的解剖对位而采用手术治疗,亦有部分学者通过手法复位力争解决重叠移位,寻求有效外固定,使骨折复位对位满意率大为提高。对有明确血管、神经压迫症状和开放性骨折,应主张积极的手术治疗。

(一)小儿锁骨骨折

对新生儿及婴儿的锁骨骨折,考虑到小儿生理性可塑性,一般不需复位,也不需固定。在护理时尽量不要移动患肢及肩关节,1 周之后症状多会消失。

幼儿锁骨骨折多为青枝骨折或不完全性骨折,一般不需特殊复位,只需用颈腕吊带限制患肢活动即可。因幼儿锁骨骨折后,由于骨塑形能力很强,一定的畸形可在生长发育过程中自行矫正。年龄较大幼儿(3～6 岁)的锁骨骨折,可使用柔软材料的"8"字形绷带固定,伤后 1～2 周内患儿多仰卧位休息,肩部垫薄软垫,使两肩后伸。以保持骨折对位良好,骨折愈合后局部隆起畸形多不明显,"8"字形绷带一般需固定 4 周左右。

少年儿童锁骨骨折时,对有移位的骨折应施行手法复位,"8"字形绷带固定。伤后 1～2 周内患儿局部疼痛等症状较重,令其多卧床休息,患儿一般多能配合,取仰卧位,背部垫薄软枕,使两肩后伸,以保持骨折有较好的对位,1～2 周后骨折对位会相对稳定。注意调整"8"字形绷带的松紧,观察有无血管、神经压迫及皮肤勒伤症状。固定至少 4 周,伤后 2～3 个月内避免剧烈的活动。

(二)成人锁骨骨折

1.手法复位外固定治疗

有移位的锁骨中 1/3 骨折或中外 1/3 骨折,应首选手法复位外固定治疗;锁骨内 1/3 骨折大多移位不多,仅用外固定即可;锁骨外端骨折必要时可加用肩肘弹力带固定。

(1)手法复位:方法很多,有膝顶复位法、外侧牵引复位法、仰卧位复位法、穿腋复位法、拔伸牵引摇肩复位法等,其中以膝顶复位法较常用。山东省莱芜人民医院研制锁骨复位器进行复位,胶布"8"字形绷带固定,取得了满意的效果。此法治疗 500 例新鲜锁骨骨折,平均临床愈合期为 1 个月,解剖或近解剖对位达83％,优良率 14％。我们认为此法有很强的实用性,可在临床推广应用。

膝顶复位法:患者坐凳上,挺胸抬头,双臂外展,双手叉腰,助手站于患者背后,一足踏在凳缘上,将膝部顶在患者背部后伸,以矫正骨折端重叠移位,并使骨折远端向上后方对接骨折近端。术者面对患者,以两手拇、示中指分别捏住骨折远、近端,用捺正手法矫正侧方移位(图1-3)。

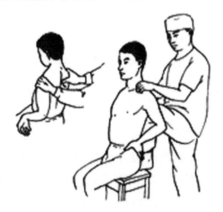

图1-3 膝顶复位法

外侧牵引复位法:患者坐凳上,一助手立于健侧,双手绕患侧腋下抱住其身;另一助手站于患侧,双手握住患肢前臂,向后上牵引拔伸。术者面对患者,两手拇、示、中指分别捏住骨折近、远端,用捺正手法矫正侧方移位(图1-4)。

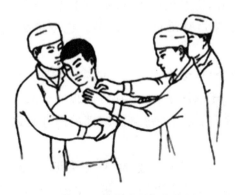

图1-4 外侧牵引复位法

仰卧复位法:适合于患者体质瘦弱,或为多发性骨折者。患者仰卧位,在两肩胛之间纵形垫一枕头,助手站于患者头侧,两手按压患者两肩部前方,使患者呈挺胸、耸肩状,以矫正重叠移位和成角,术者站在患侧,用两手拇、示、中指在骨折端进行端提、捺正,使之复位。

穿腋复位法:患者坐凳上,术者站患侧背后,以右侧为例,术者右手臂抱绕在患肢上臂,穿过其腋下,手掌抵住患侧肩胛骨,利用杠杆作用,使肩胛后伸,从而将骨折远端向外侧拔伸,矫正骨折重叠移位,术者左手拇、示、中指捏住骨折近端,向前下捺正,接合骨折远端。

手法复位要领:手法的关键是要把双肩拉向上、向外、向后的位置,以矫正骨折的重叠畸形,一般的情况下骨折重叠畸形矫正后,多可达到接近解剖对位。有残余侧方移位者,术者只能用拇、示、中指捏住骨折两端上下捏挤捺正,不宜用按压手法,特别是粉碎性骨折,用手法向下按压骨折碎片,不但难以将垂直的骨片平伏,而且有可能造成锁骨下动、静脉或臂丛神经损伤,故应忌用按压手法。一般情况下垂直的骨片不会影响骨折的愈合,在骨折愈合过程中,随着骨痂的生长,这些碎骨片多能逐渐被新生骨包裹。

(2)固定方法:锁骨骨折的外固定方法很多,有"8"字形绷带固定法、"8"字形石膏绷带固定法、双圈固定法、T形板固定法、锁骨带固定法等。但这些固定方法多存在有稳定性差、断端易重叠移位致突起成角畸形,有的易造成皮肤搓伤等缺点。问题的关键在于难以将锁骨、肩部固定在一个相对稳定的结构状态,因而常遗留有一定的隆起畸形。临床实践中,"8"字形胶布绷带固定和双圈固定法是一种较为理想的外固定方法。

":8"字绷带固定法:患者坐位,两腋下各置棉垫,用绷带从患侧肩后经腋下,绕过肩前上方,横过背部,绕对侧腋下,经肩前上方,绕回背部至患侧腋下,包绕8~12层,包扎后,用三角巾悬吊患肢于胸前。也可将绷带改用石膏绷带固定,方法相同。

双圈固定法:患者坐位,选择大小适当的纱布棉圈,分别套在患者的两肩上,胸前用纱布条平锁骨系于双圈上,然后在背后拉紧双圈,迫使两肩后伸,用布条分别在两圈的上下方系牢,最后在患侧腋窝部的圈外再加缠棉垫1~2个,加大肩外展,利用肩下垂之力,维持骨折对位。

"T"形夹板固定法:用与双肩等宽的"T"形夹板,夹板前全部用棉花衬垫,在两肩胛之间置一厚棉垫,再放置"T"形夹板于背部,上下方与两肩平齐,然后用绷带缠扎两肩胛及胸背,将夹板固定妥当。注意观察有无血管、神经压迫症状,如有压迫,及时调整。定期拍X线片复查。

锁骨复位器及使用法:锁骨复位器由把手与丝杠、套筒与挂钩及底座与顶板三部分组成。使用时患者端坐于方凳上,抬头挺胸,双手叉腰,两肩尽量后伸,在患者腋下垫约5 cm厚棉花,用绷带"8"字形固定3~4圈。再以绷带围绕腋下和肩峰四周做成1个布圈,左右各一。然后将顶板放在两肩胛之间的脊柱上,将双圈挂在钩上,顺时针方向旋转把手,使套筒后移,双钩将双圈牵引向后,从而将双肩拉向外后,一般畸形可随之消失。经 X 线透视复位尚不满意者,术者可在骨折端施以手法捺正,复位满意后,用 5 cm 宽胶布作"8"字形固定,再去除复位器。

外固定的要领:有移位的锁骨骨折,虽可设法使其复位,但实际许多传统的固定方法都难以维持其复位,最终锁骨总是残留有一定的隆起畸形,一般虽不影响功能,但外形不很美观。因此不少学者在外固定方法和固定器具上进行了许多改进和创新,如采用毛巾固定、布带条固定、方巾固定和弹力绷带固定等。有的在骨折断端前上方,放置高低垫、合骨垫或平垫,用扇形纸夹板固定,这些固定方法均取得了一定的效果。固定的要领是要能使固定物置于肩峰和肱骨头的前方,真正能对肩峰和肱骨头产生一种向后、向上、向外的拉力,使机体保持挺胸位,对锁骨、肩部具有较好的约束力。临床上有些固定方法,固定物未能固定到肩峰和肱骨头处,而是直接压在骨折的远端,反而增加了骨折远端向下移位的倾向力,这种固定不但不能对肩部和锁骨起到有效的约束作用,而且还有可能加重畸形的发生。

(3)医疗练功:骨折复位固定后即可作手指、腕、肘关节的屈伸活动和用力握拳,中期可作肩后伸的扩胸活动。在骨折愈合前,严禁抬臂动作,以免产生剪力而影响骨折的愈合。后期拆除外固定后,可逐渐作肩关节的各种活动。必要时配合按摩、理疗,促进肩关节的恢复。

2.手法整复经皮骨圆针闭合穿针固定

随着影像学的进步,经皮穿针内固定技术在锁骨骨折的治疗中已有应用。对锁骨外 1/3 骨折,可行骨圆针从肩峰处经皮顺行穿针内固定。因锁骨为"S"形,对中 1/3 骨折,须从骨折断端经皮逆行穿针内固定。山东省文登整骨医院用自制锁骨钳施行端提回旋复位经皮逆行穿针内固定治疗锁骨骨折 253 例,优良率达 98.42%。

(1)骨圆针经皮顺行穿针内固定法:患者仰卧位,患肩背部垫高约 30°,臂丛阻滞或局部麻醉下无菌操作。按骨折的部位确定好进针点,一般在肩峰的后缘处,将选用的 2～2.5 mm 的骨圆针插入皮下,在 X 线的监视下,将骨圆针锤入或钻入骨折远端,骨折复位后再将骨圆针锤入或钻入骨折近端 2～3 cm,勿钻入过深,以防发生意外。一般平行钻入 2 根骨圆针交叉固定,针尾折弯埋入皮下,无菌包扎,颈腕带悬吊前臂于胸前。

(2)骨圆针经皮逆行穿针内固定法:患者仰卧位,患肩背部垫高约 30°,臂丛阻滞麻醉或局部麻醉下无菌操作。方法是用特制锁骨钳,经皮夹持锁骨远折段并回旋提起断端,选用 2.0～2.5 mm 的骨圆针自断端经皮由内向外插入远折段骨髓腔内,然后锤入或钻入骨圆针,使针尖从肩锁关节后方穿出,骨折复位后,再将骨圆针顺行锤入近端骨髓腔内,针尾留在肩后部,折弯后埋入皮下,无菌包扎,颈腕带悬吊于胸前。

骨圆针经皮穿针内固定的要领:必须严格选择适应证,以横断形和短斜形骨折较为适合。手术操作应在 X 线监视下进行,经皮逆行穿针内固定,在操作中应防止锁骨钳夹持过深,一般夹持锁骨前后缘上下径的 1/2～2/3 为宜,骨圆针刺入皮肤时,应严格控制其深度,谨防损伤锁骨下血管、神经。进针深度以超过骨折线 2～4 cm 并进入骨皮质为宜,过浅固定不牢,过深穿破骨皮质易损伤其他组织。

有用小型经皮钳夹抱骨式骨外固定器治疗锁骨骨折的报告,骨外固定器由抱骨钳夹、可调整的双导向装置和撑开杆所组成。经皮钳夹抱骨固定,采用钳夹骨折两端固定骨折,不需穿针固定,钳夹紧贴骨而不深入骨,操作安全,固定可靠。

3.手术治疗

绝大多数锁骨骨折采用非手术治疗可得到满意的治疗结果,但有少数患者不愿接受骨折愈合后隆起的外形,而接受手术,故目前手术的指征有所扩大。从骨伤科的角度来说,锁骨骨折的手术指征主要是粉碎性开放性锁骨骨折,或者合并神经、血管症状,或骨质缺损及骨折不愈合者,或畸形愈合影响功能者,以及一些特殊职业要求者应行手术治疗。

锁骨骨折切开复位内固定应十分慎重,注意防止骨折延迟愈合、不愈合,或仍然是畸形愈合,手术时应注意减少创伤和骨膜的剥离。内固定的方法,有髓内针内固定和接骨板螺丝钉内固定。髓内针固定一般用骨圆针或用前一半带螺纹的骨圆针,常采用骨圆针逆行固定法,固定后针尾必须折弯,以防移位。其优点是切口小、剥离骨膜少、操作简便、骨折易愈合及取出内固定物简单,缺点是抗旋转能力差、固定时间久、针易松动,所以逆行穿针固定,以用 2 枚钢针固定为宜,可增加抗旋转力。接骨板螺丝钉内固定,需用可塑形的动力接触压力钢板。锁骨远端骨折可用锁骨钩钢板,此钢板将钩子插入肩峰下压下钢板,正好将外侧锁骨宽扁的断段抚平固定,再依次打孔旋上螺钉,此钢板特别符合锁骨外侧的解剖特点,使用起来简明可靠,解决了长期以来外侧锁骨固定效果不好的问题。在斜形骨折中,还可在骨折线上打一个螺钉,其优点是固定较牢靠而且可抗骨片旋转,缺点是创伤大、骨膜剥离广泛、不利骨折愈合,而在细小的锁骨上钻有多个螺孔,影响骨的牢固度,还需再次手术取出内固定物。

许多学者指出,施行手术切开复位内固定,最好同时行自体松质骨植骨。术后不可依赖内固定而废弃外固定,患肢仍应用三角巾或吊带制动8周,3个月后X线拍片骨折已愈合者,可拔除骨圆针。接骨板螺丝钉内固定者需要更长一些时间,需经X线拍片骨折已骨性愈合后,再取出接骨板螺丝钉。

对锁骨远端骨折采用张力带固定也是一种选择,暴露断端后,于锁骨断端或外端2.5 cm处用克氏针横行钻一孔穿入0.8 mm钢丝备用。将锁骨复位后,经皮从肩峰外缘钻入2 mm克氏针1枚,距肩锁关节及锁骨骨折远端约4 cm为宜,将钢丝行"8"字形在锁骨上方绕过克氏针尾部收紧扭转。对肩锁、喙锁韧带断裂者,要修补,2周后练功。但曲志国等学者认为此种固定方法虽然固定牢固,但仍有限制肩关节活动的缺点,主张采用锁骨与喙突间"8"字钢丝固定治疗锁骨远端骨折。

随着材料科学的进步,利用形状记忆合金特性而设计的各种内固定器很多,如环抱式接骨板可用于锁骨骨折内固定,此法利用记忆合金在常温下的记忆原理,在锁骨骨折整复后,将接骨板置于冰盐水中变软,环抱式接骨板固定锁骨后,再用热盐水湿敷,待恢复体温后,记忆合金恢复原状,使固定更牢固,这种方法比较适合于锁骨中段粉碎性骨折。

4.中药疗法

初期血溢于肌肉筋膜,血瘀气滞,局部疼痛肿胀,治宜活血祛瘀、消肿止痛,可内服活血止痛汤,或桃红四物汤加味。中期仍有瘀凝气滞者,治宜和营止痛,方用和营止痛汤、正骨紫金丹之类。后期筋膜粘连,气血不通,肩关节疼痛、活动障碍者,治宜宣通气血、舒筋活络,方用活血舒筋汤;气血虚弱、血不荣筋、肝肾不足者,治宜补益肝肾法,方用六味地黄丸之类。解除固定后,局部可用中药熏洗或热熨,并加强主动功能锻炼。

四、合并症、并发症

(一)骨折不愈合

手术治疗广泛地剥离骨膜及内固定不牢靠是造成骨折不愈合的重要原因。非手术治疗后出现骨折不愈合者,多是由于固定方法不当或固定时间不足所致。锁骨骨折不愈合,如不引起临床症状,可不必手术治疗;如果局部疼痛、异常活动明显,有臂丛神经及血管刺激症状,X线片显示有不愈合表现,可见骨端硬化、萎缩或有骨缺损者,可采用手术治疗。手术时切除过度增生骨痂及硬化骨端,用6孔动力接触压力钢板固定,骨折端上、下植松质骨。

(二)骨折畸形愈合

因锁骨位于皮下,有移位的锁骨骨折经非手术治疗后,多会有一定的隆起畸形,一般不引起症状,也不影响关节的功能活动。儿童骨折的成角畸形,一般在发育过程中可得到矫正,不需要特殊治疗或手术治疗;但如骨折畸形愈合明显,有骨刺形成或高低不平的骨痂形成,且有锁骨下血管或神经压迫症状者,可考虑手术凿除骨痂或骨刺。对骨折重叠较多、畸形明显、患者提出治疗要求者,可考虑行截骨矫正畸形、内固定加植骨治疗,但截骨治疗有造成骨折不愈合的可能性。

(三)肩锁关节炎、胸锁关节炎

肩锁关节炎、胸锁关节炎多为早期关节内骨折引起,也有认为可能与锁骨畸形愈合有关,主要表现为相应的关节疼痛并影响关节的活动,X线片表现为关节囊性改变、骨端增生、关节间隙变窄。可用中药、理疗或关节内封闭治疗。若经非手术治疗无效,且症状严重者,可行锁骨端切除术。

(四)胸膜、血管及神经刺伤

粉碎性骨折由于骨折端的相对移位、复位不当,旋转、侧立的骨折块刺伤胸膜、血管及神经引起呼吸异常及上肢发麻,感觉运动受限,给治疗带来不便,应急行手术摘除碎骨块,以防加重损伤。

第二节 肩胛骨骨折

肩胛骨骨折是指肩胛盂、颈部、体部、肩胛冈、肩峰、喙突的骨折。肩胛骨位置浅表,为扁平骨,肩胛冈、肩峰内侧缘及肩胛下角部均易于触摸。肩胛体部呈三角形,形似锹板,扁薄如翅,内侧缘和上缘有菲薄的硬质骨,外侧缘较厚且坚固。肩胛颈从肩胛切迹伸至腋窝缘的上部,几乎与关节盂平行。肩胛骨位于背部第2～7后肋的后面,前后两面和内外缘均被肌肉覆盖包裹。肩胛骨参与肩部的活动,其本身可沿胸壁活动,有一定的活动范围,从而大大地增加了上肢的活动范围。肩胛区皮肤较厚,肩胛骨被肌肉覆盖较深,前方又有胸廓保护,其活动较其他四肢关节和脊柱活动范围小,故肩胛骨通常不易发生骨折,其骨折发生率远较长管状骨和脊柱为低。骨折多发生于肩胛体和肩胛颈,其他部位少见。肩胛骨周围肌肉丰厚,血运丰富,骨折较易愈合。

一、病因病理与分类

肩胛骨骨折由直接暴力或间接暴力所致。按骨折部位一般分为肩胛体骨折、肩胛颈骨折、肩胛盂骨折、肩峰骨折、肩胛冈骨折和喙突骨折。临床上,常见的为混合骨折,如肩胛体骨折伴肩胛盂骨折,或肩胛体骨折伴喙突或肩峰骨折。由于猛烈的外力作用,还可在肩胛骨骨折的同时,伴有单根肋骨骨折或多根肋骨骨折。

(一)肩胛体骨折

肩胛体骨折多由直接挤压、钝器撞击肩胛部或跌倒时背部着地所致。骨折可为横断、粉碎或斜形骨折,但多为粉碎性骨折,有多个粉碎性骨块。有的骨折只限于肩胛冈以下的体部,多在肩胛冈以下与肩胛下角附近,有的骨折线呈"T"形,或呈"V"形。由于肩胛骨被肌肉、筋膜紧紧包裹,骨折后一般无明显移位。但若肩峰、肩胛冈和肩胛体多处骨折,则常有肩胛骨的外缘骨折片被小圆肌牵拉向外、向上移位,或骨折片发生旋转。暴力严重者,有时合并第 2~3 后肋骨骨折,甚至合并胸内脏器损伤。

(二)肩胛颈骨折

肩胛颈骨折多因间接暴力所致。跌倒时肩部外侧着地,或肘部、手掌着地,暴力冲击至肩部而发生肩胛颈骨折。其骨折线自关节盂下缘开始向上至喙突基底的内侧或外侧,也可延伸至喙突、肩胛冈和肩胛体。骨折远端可与骨折近端嵌插。若骨折远端与体部分离,因胸大肌的牵拉,骨折远端可向下、向前移位,并向内侧旋转移位。若合并同侧锁骨骨折,则有"漂浮肩"征。

(三)肩胛盂骨折

肩胛盂骨折多为肱骨头的撞击所致。跌倒时肩部着地或上肢外展时手掌着地,暴力经肱骨头冲击肩胛盂,可造成肩胛盂骨折,骨折块发生移位。有时,此种骨折为肩胛体粉碎性骨折所累及。骨折线横过肩胛盂上 1/3 者,骨折线多往体部延续,或沿肩胛冈上方横向走行;骨折线在盂中或盂下 1/3 者,骨折线多往体部横行延续,或有另一折线向下纵行达肩胛骨外缘处。尚可由于肩关节前脱位时,肱骨头撞击肩胛盂前缘而发生骨折。

(四)肩峰骨折

肩峰位置表浅,容易遭受自下而上的传达暴力,以及肱骨强力过度外展而产生的杠杆力,均可造成肩峰骨折。当骨折发生于肩峰基底部时,其远端骨折块被三角肌和上肢重量的牵拉而向外下方移位;当骨折发生于肩锁关节以外的肩峰部时,远端骨折块甚小,移位不多。

(五)肩胛冈骨折

肩胛冈骨折为直接暴力所致,常合并肩胛体粉碎性骨折,骨折移位不多。

(六)喙突骨折

喙突骨折多并发于肩关节前脱位或肩锁关节前脱位时,由于喙突受喙肱肌和肱二头肌短头牵拉而造成喙突撕脱骨折,骨折块向下移位;或由于肱骨头对喙突的冲击而造成喙突骨折。肩锁关节脱位时,由于锁骨向上移位而喙锁韧带向上牵拉,造成喙突撕脱骨折,骨折块向上移位。喙突骨折在临床上较少见(图1-5)。

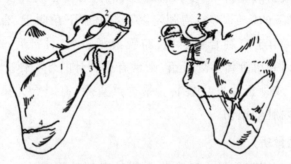

1.肩胛冈骨折;2.肩峰骨折;3.肩胛颈骨折;4.肩胛角骨折;5.喙突骨折;6.肩胛体骨折;7.肩胛颈骨折

图1-5 肩胛骨骨折的分型

二、临床表现与诊断

骨折后,肩胛部周围疼痛、肿胀、瘀斑,患肩不能或不愿活动,患肢不能抬高,活动时疼痛加剧。患者常用健侧手托持患侧肘部,以固定、保护患部。肩胛体骨折,局部皮肤常有伤痕或皮下血肿,压痛范围较广泛,有移位骨折者可扪及骨擦音,合并肋骨骨折时有相应症状。肩胛颈骨折,一般无明显畸形,移位严重者肩部塌陷、肩峰隆起,外观颇似肩关节脱位的"方肩"畸形。肩胛盂骨折,腋部肿胀青紫,肩关节内、外旋转时疼痛加剧。肩峰骨折,局部常可扪及骨擦音和骨折块异常活动,肩关节外展活动受限。肩胛冈骨折,常与肩胛体骨折同时发生,临床症状与肩胛体骨折难以鉴别。若肩胛颈骨折并同侧锁骨骨折,则有"漂浮肩"的表现。喙突骨折,局部可扪及骨折块和骨擦音,肩关节外展或抗阻力内收屈肘时疼痛加重。

X线片可以了解骨折类型和移位情况。轻微外力造成的肩胛体骨折,因骨折分离移位不明显,菲薄的硬质骨互相重叠,骨折线表现为条状致密白线,诊断时应注意防止漏诊。肩胛体骨折呈"T"形或"V"形时,骨折线常常看不到,但肩胛骨外缘、上缘有皮质断裂,内缘失去连续性和表现出阶梯样改变。肩胛颈骨折,正位片可见肩胛盂向内移位,肩部穿胸位照片可显示盂前之游离骨折块。

根据受伤史、临床症状、体征和X线片,可作出诊断。在诊断肩胛体骨折时,还必须仔细地检查有无合并肋骨骨折和血气胸。

三、治疗

(一)手法复位

根据不同部位的骨折,可采用以下手法复位。

1.肩胛体横断或斜形骨折

患者侧卧位或坐位,术者立于背后,一手按住肩胛冈以固定骨折上段,另一手按住肩胛下角将骨折下段向内推按,使之复位(图1-6)。

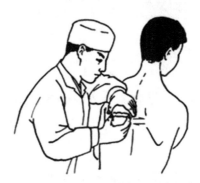

图1-6　肩胛体骨折复位法

2.肩胛颈骨折

患者仰卧或坐位,患肩外展70°～90°,术者立于患者外后侧,一助手握其腕部,另一助手用宽布带在腋下绕过胸部,两助手行拔伸牵引。然后术者一手由肩上偏后方向下、向前按住肩部内侧,固定骨折近端;另一手置于腋窝前下方,将骨折远端向上向后推顶,矫正骨折远端向下、向前的移位;再将肩关节放在外展70°位置,屈肘90°,用拳或掌叩击患肢肘部,使两骨折端产生纵向嵌插,有利于骨折复位后的稳定和骨折愈合(图1-7)。

3.肩胛盂骨折

患者坐位,助手双手按住患者双肩,固定患者使不动摇。术者握患侧上臂将肩关节外展至 70°～90°,借肌肉韧带的牵拉,即可使骨折复位。整复时应注意不可强力牵引和扭转。

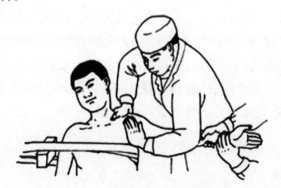

图 1-7　肩胛颈骨折复位法

4.肩峰骨折

肩峰基底部骨折向前下方移位者,患肢屈肘,术者一手按住肩峰,一手推挤肘上,使肱骨头顶压骨折块而复位。

5.肩胛冈骨折

移位不多,一般不须手法复位。

6.喙突骨折

喙突骨折的治疗主要以整复肩锁关节脱位和肩关节脱位为主,随着关节脱位的整复,喙突骨折块也可随之复位。若仍稍有移位,用手推回原位。

(二)固定方法

无移位、轻度移位及嵌插移位的各种肩胛骨骨折,用三角巾悬吊患肢 2～3 周。不同部位的有移位骨折,复位后采取不同的固定方法。

1.肩胛体骨折

《救伤秘旨》云:"用纸裹杉木皮一大片,按住药上,用绢带一条,从患处胁下绑至那边肩上"。固定时,可用一块比肩胛骨稍大的杉树皮夹板放置患处,用胶布条固定于皮肤上,然后用绷带从患处胁下开始,在患处敷药,压住上面的夹板,至健侧肩上,再经胸前至患侧胁下,逐渐绕到健侧胁下,经胸背回缠 5～10 层(图 1-8)。

2.肩胛颈及肩胛盂骨折

在患侧腋窝内垫以圆柱形棉花垫或布卷、竹管,使患肢抬起,用斜"8"字绷带进行固定,再用三角巾将患肢悬吊于胸前。亦可用铁丝外展架将上肢肩关节固定于外展 80°～90°,前屈 30°的位置上,固定3～4 周。骨折移位者,复位后还可将上臂置于外旋及外展 70°位皮肤牵引,牵引重量为2～3 kg,必须使患肩稍抬起离床,牵引3～4 周。牵引时必须注意患肢血运情况,血运较差者可适当将患肢放低。

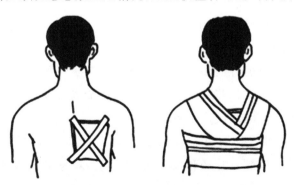

图 1-8　肩胛体骨折固定法

3.肩峰骨折

骨折远端向下移位者,用三角巾兜住患侧上肢,减少肢体下垂的重量,或采用宽胶布自肩至肘向上托起固定,颈腕带悬吊患肢。骨折远端向上移位者,用肩锁关节脱位的压迫固定法固定。必要时,让患者卧床,肩外展 90°做上肢皮肤牵引,2～3 周后,改用三角巾悬吊。

4.喙突骨折

复位后可仅用三角巾悬吊。骨折固定后,要定期检查固定的松紧度,因三角巾较易松动,应及时给予调整,以起到扶托作用。腋窝内垫以圆柱形棉花垫或布卷、竹管者,必须注意有无神经或血管压迫症状,必要时应重新固定,以解除压迫。

(三)医疗练功

肩胛骨骨折为临近关节骨折或关节内骨折,应强调早期练功活动。肩胛骨与胸壁之间虽无关节结构,但活动范围较广,与肩关节协同作用而增加肩部活动,因此早期进行练功活动,可以避免肩关节功能障碍发生。固定后即应开始进行手指、腕、肘等关节的屈伸活动和前臂旋转的功能锻炼。肩胛颈骨折严重移位者,早期禁止做患侧上肢提物和牵拉动作。2～3 周后,用健手扶持患肢前臂作肩关节轻度活动。对老年患者,应鼓励积极进行练功活动。若固定时间延长或过迟进行练功活动,可使肩胛骨周围软组织发生粘连,影响肩关节功能恢复,老年患者尤为明显。肩胛盂粉碎性骨折,常易造成肩关节功能障碍。肩胛骨骨折,只要经过恰当处理,早期进行练功活动,即使严重的骨折,仍可恢复较好的功能。

（四）手术治疗

肩胛骨骨折多数情况下采用手法复位或外展牵引治疗，极少需内固定治疗，但对于以下 5 种情况，均可采用切开复位内固定。①关节盂骨折，盂肱关节不稳定，即关节盂骨折损害关节表面 1/4 以上时。②肩峰骨折移位明显，向下倾斜或侵入肩峰下间隙，影响肩外展功能。③喙突骨折晚期可致疼痛，合并肩锁关节脱位或臂丛神经损伤。④肩胛颈骨折移位，肩盂倾斜角度大，易致脱位或半脱位。⑤肩胛冈及其下方肩胛骨骨折，骨突顶压胸壁者。

根据骨折部位和类型，采用内侧缘切口、肩胛冈切口或"L"形切口，避免损伤肩胛上神经和动脉、肩胛背神经和颈横动脉降支。对喙突、肩峰部骨折多采取克氏针固定，对肩胛颈、冈部基底及外侧边缘骨折，可采用接骨板、克氏针或钢丝固定。采用重建钢板治疗不稳定性肩胛骨粉碎性骨折可取得较好的疗效，采用后侧弯形切口，起自肩峰，平行于肩胛冈外侧 2/3，再弧形弯肩胛骨下角，将三角肌起点处切断，沿冈下肌与小圆肌间隙分离，横行切开关节囊，显示骨折处，直视下将骨折复位，AO 重建钢板固定，术后 3 周开始功能锻炼。

（五）药物治疗

早期骨折，气滞血瘀较甚，治疗宜活血祛瘀、消肿止痛，内服药可选用活血止痛汤或活血祛瘀汤加川芎、钩藤、泽兰，外敷消肿止痛膏或双柏散。中期宜和营生新、接骨续损，内服药可用生血补髓汤或正骨紫金丹，外敷接骨膏或接骨续筋药膏。后期宜补气血、养肝肾、壮筋骨，内服药可选用肢伤三方或右归丸等，外敷坚骨壮筋膏或万灵膏。解除固定后宜用舒筋活络中药熏洗或热熨患处，选用海桐皮汤或五加皮汤。

四、合并症、并发症

（一）神经血管损伤

神经血管损伤较为常见，因肩胛上神经绕行通过冈上切迹、腋神经和血管绕过肱骨颈，所以术中易伤及此血管神经束。但只要术中注意探清冈盂切迹，钢板不超长以免侵入冈盂切迹压迫或磨损肩胛上神经即可。

（二）骨折延迟愈合

骨折延迟愈合均发生于体部骨折，主要与血运障碍有关。预防方法为术中尽量少剥离骨膜，移位者予可吸收线缝合；内固定不可靠时，吊带保护 3 周后辅助被动锻炼，而主动锻炼应推迟到 12 周以上。

第三节　肱骨外科颈骨折

肱骨外科颈骨折是指肱骨解剖颈下 2～3 cm 处的骨折,又称为骨上段骨折、骨肩端骨折等。肱骨外科颈相当于大、小结节下与肱骨干的交界处,又为松质骨和密质骨的交界处,是应力上的薄弱点,常易发生骨折。紧靠肱骨外科颈内侧有腋神经向后进入三角肌内,臂丛神经及腋动、静脉经过腋窝,骨折端严重移位时可合并神经、血管损伤。本骨折以老年人较多见,亦可发生于儿童和壮年人。

一、病因病理

直接暴力和间接暴力均可造成肱骨外科颈骨折。临床上,多因跌倒时手掌或肘部先着地,向上的传达暴力作用于肱骨外科颈而引起骨折。偶有因直接暴力打击肩部而引起骨折。临床上常分为以下几种类型(图 1-9)。

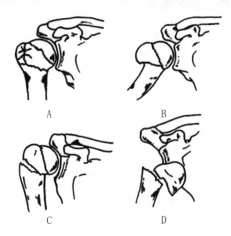

图 1-9　肱骨外科颈骨折分型
A.裂缝骨折;B.外展骨折;C.内收型骨折;D.骨折脱位

(一)裂缝骨折

肩部外侧受到直接暴力打击,或跌倒时肩部碰撞于地面,造成肱骨大结节粉碎性骨折与外科颈裂缝骨折,均为骨膜下损伤,故骨折多无移位。

(二)嵌插骨折

嵌插骨折为受较小的传达暴力所致。跌倒时,手掌或肘部着地,较小的暴力向上传达,仅造成断端间的互相嵌插,产生无移位嵌插骨折。

(三)外展型骨折

外展型骨折为受外展传达暴力所致。跌倒时,患肢处于外展位,躯干向伤侧倾斜,手掌先着地,暴力沿上肢纵轴向肩部冲击而发生骨折。骨折近端的肱骨头内收、远端的骨干外展,两骨折端外侧嵌插而内侧分离,或两骨折端重叠移位,骨折远端位于骨折近端的内侧,两骨折端形成向内成角畸形或向内、向前成角畸形,常伴有大结节撕脱骨折。

(四)内收型骨折

内收型骨折为受内收传达暴力所致。跌倒时,患脚处于内收位,躯干向伤侧倾斜,手掌或肘部着地,暴力沿上肢纵轴向肩部冲击而发生骨折。暴力使骨折近端的肱骨头外展、骨折远端的肱骨干内收,两骨折端内侧嵌插而外侧分离,或两骨折端重叠移位,骨折远端位于骨折近端的外侧,两骨折端形成向外成角畸形或向外、向前成角畸形。

(五)肱骨外科颈骨折合并肩关节脱位

肱骨外科颈骨折合并肩关节脱位为受外展外旋传达暴力所致。患肢在外展外旋位所受的暴力严重,除引起外展型嵌插骨折外,若暴力继续作用于肱骨头,可使肱骨头冲破关节囊向前下方移位而造成肩关节前脱位,以盂下脱位多见。有时肱骨头受喙突、肩胛盂或关节囊的阻滞而不能复位,可引起肱骨头关节面向内下,近端关节面向外上,肱骨头游离而位于骨折远端的内侧,临床上较少见,但若处理不当,常容易造成患肢严重的功能障碍。

肱骨外科颈骨折是接近关节的骨折,周围肌肉比较发达,肩关节关节囊的韧带比较松弛,骨折后局部血肿较大,血肿容易与其附近软组织发生粘连。骨折移位还可引起结节间沟不平滑,使肱二头肌长头肌腱发生粘连。中年以上患者,常易并发肱二头肌长头肌腱炎、冈上肌腱炎或肩关节周围炎,严重影响肩关节的活动功能。

二、临床表现与诊断

伤后肩部剧烈疼痛,肿胀明显,上臂内侧可见瘀斑,肩关节活动障碍,患肢不能抬举,肱骨外科颈局部有环形压痛和纵向叩击痛。非嵌插骨折可出现畸形、骨擦音和异常活动。外展型骨折肩部下方稍呈凹陷,在腋窝能触及移位的骨折端向内成角,有时颇似肩关节脱位,但肩部仍保持丰隆的外形,与肩关节脱位的"方肩"畸形有别。内收型骨折在上臂上端的外侧可摸到突起的骨折远端和向外成角畸形。合并肩关节脱位者,会同时出现"方肩"畸形,在腋下或喙突下可扪及肱骨头。X线正位片可显示骨折向内外侧方移位及向内或外成角的情况。至于肱骨头有否旋转、骨折有否前后侧方移位和向前或向后成角畸形,则必须拍摄穿胸侧位或外展侧位(肩部腋位)X线片,根据受伤史,临床表现和X线正、侧位照片可作出诊断(图 1-10)。

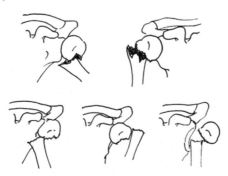

图 1-10　肱骨头的移位类型

无移位的肱骨外科颈骨折,必须与肩部挫伤相鉴别。肩部挫伤由直接暴力所致。局部皮肤有擦伤、瘀斑、肿胀和压痛限于着力部位,无环形压痛及纵向叩击痛。

三、治疗

肱骨外科颈骨折的治疗方法很多,各有利弊,对无移位的裂缝骨折或嵌插骨折,仅用三角巾悬吊患肢1～2周即可开始活动。有移位骨折则须根据骨折类型而采取复位手法和固定方法,要求尽量解剖对位,并在固定的基础上进行适当的练功活动。肱骨外科颈骨折移位严重经手法复位不成功,或治疗较晚不能手法复位,以及骨折合并脱位手法整复失败者,可考虑手术治疗。关于手术治疗,主要在内固定器材上意见尚不统一,临床上应根据不同的骨折类型及患者的年龄、健康情况、对日后功能恢复的要求和经济状况进行选择。

(一)手法复位外固定

1.手法复位

(1)外展型骨折手法复位。

一法(三人复位法):患者坐位或卧位,一助手用布带绕过腋窝向上提拉,屈肘 90°,前臂中立位;另一助手握其肘部,沿肱骨纵轴方向牵引,矫正重叠移位。

然后术者双手握骨折部,两拇指按于骨折近端的外侧,其余各指抱骨折远端的内侧向外捺正,助手同时在牵引下内收其上臂即可复位(图 1-11)。

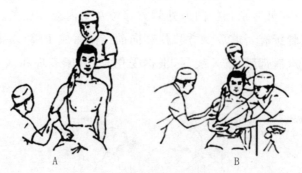

图 1-11 外展型骨折三人复位法

A.纵轴牵引;B.外展复位

二法(跨臂复位法):患者坐位,术者站立于患侧后面,如左侧骨折时,术者用右上臂从前方跨过患侧上臂而插入患侧腋窝,用左手紧握患侧肘部,将患肢用力弯向前、内并向下牵引,以矫正向内成角畸形和重叠移位,同时用插入腋窝的上臂将骨折远端向外侧牵拉,使之复位(图 1-12)。

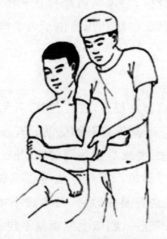

图 1-12 跨臂复位法

(2)内收型骨折手法复位。

一法(外展过顶法):患者坐位或卧位,一助手用布带绕过患侧腋窝向上提拉,屈肘 90°,前臂中立位;另一助手握其肘部,沿肱骨纵轴方向牵拉,矫正重叠移位。然后术者两拇指压住骨折部向内推,使之复位。如有向前成角畸形,应作进一步矫正,术者双手拇指置于骨折部的前侧向后按压,其余各指环抱于骨折远端后侧略向前移,助手在牵引下徐徐向上抬举上臂,以矫正向前成角畸形。如向前成角畸形过大,助手还可继续将上臂上举过头顶,此时术者立于患者前外侧,用两拇指压住骨折远端,其余各指由前侧按住成角突出处,如有骨擦感,断端相互抵触,则表示成角畸形矫正。

二法(过度外展复位法):患者平卧,患肢外展位,术者坐于患者外侧方的凳子上,双手持握患肢前臂及肘部,将患肢稍向前屈,并利用一足踩于肩前上方作为支点,牵引外展的患肢,以矫正重叠移位。然后逐步加大外展角度,以矫正向外成角畸形及向前成角畸形,但不能操之过急,以免损伤腋部神经血管(图1-13)。

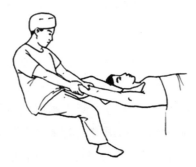

图1-13　内收型骨折复位二法(过度外展复位法)

(3)肱骨外科颈骨折合并肩关节脱位手法复位。

一法:先整复骨折,再整复脱位。患者平卧,患肢外展位,用一宽布带绕过患侧腋窝,将布带两端系在健侧的床脚上,在两布带间用一木块支撑,助手握持患腕部进行顺势拔伸牵引,并根据正位X线片肱骨头旋转的程度,将患肢外展至90°～150°,拔伸牵引10～20分钟,以解除骨折远端对肱骨头的挤夹,张开破裂的关节囊口,为肱骨头进入关节盂打开通路。术者用两手拇指自腋窝将肱骨头前下缘向上、向后、向外推顶,其余各指按住近肩峰处以作支点,使肱骨头纳入肩关节盂内而复位。如骨折端仍有侧方移位或成角移位,助手用手按住固定复位好的肩关节,术者用捺正手法矫正之(图1-14)。

二法:先整复脱位,再整复骨折。患者平卧,患肢轻度外展位,用一宽布带绕过患侧腋窝,将布带两端系在健侧的床脚上,在两布带间用一木块支撑,助手用两手握持患肢腕部,不要用力拔伸,术者用两手拇指自腋窝将肱骨头向外上推顶,其余各指按住肩部以作支点,使肱骨头纳入肩关节盂,如在腋下已摸不到脱位的肱骨头,则脱位已整复成功。然后,术者用双手固定整复好的肩关节,助手外展拔伸牵引,术者再按内收型骨折复位法整复骨折。

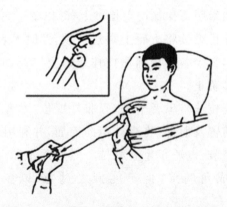

图 1-14　肱骨外科颈骨折合并肩关节脱位

2.固定方法

可采用上臂超肩关节夹板固定,用柳木板或杉树皮制成夹板共 4 块。长夹板 3 块,下达肘部,上端超过肩部。柳木夹板可在上端钻小孔系以布带结,杉树皮夹板则不钻孔,应超过肩部 3～4 cm,以便作超肩关节固定。短夹板 1 块,由腋窝下达肱骨内上髁以上,夹板的一端用棉花包裹,呈蘑菇头状,做成蘑菇头状大头垫夹板。固定时,在助手维持牵引下,术者捏住骨折部保持复位后位置,并将棉垫 3～4 个放于骨折部的周围,3 块长夹板分别放在上臂前、后、外侧,短夹板放在内侧。若内收型骨折,内侧夹板大头垫应放在肱骨内上髁的上部;若外展型骨折,大头垫应顶住腋窝部;有向前成角畸形者,在前侧夹板下相当于成角突出处置一平垫;内收型骨折者,在外侧夹板下相当于成角突出处置一平垫;外展型骨折者,则在外侧夹板下相当于肱骨大结节处放一平垫。肱骨外科颈骨折合并肩关节脱位者的夹板和固定垫安放位置,与内收型骨折相同。先用 3 条横带在骨折部下方将平板捆紧,然后用长布条穿过 3 块超关节夹板顶端的布带环,做环状结扎,再用长布带绕至对侧腋下,用棉垫垫好后打结,以免压破腋部皮肤。若杉树皮夹板,则在超出肩部的夹板上端用布带作"8"字交叉缚扎。

对移位明显的内收型骨折,除夹板固定外,尚可配合上肢皮肤悬吊牵引 3 周。肩关节置于外展前屈位,其角度视移位程度而定,牵引重量为 2～4 kg,以使患侧肩部离床;亦可配合铁丝外展架,将患肢固定于外展前屈位,外展角度视移位程度而定,前屈约 30°,3～4 周后拆除外展架。

夹板固定后,应注意观察患肢血运和手指活动情况,及时调整夹板的松紧度。睡眠时要仰卧,在肘后部垫一枕头,维持患肩于前屈 30°位,内收型骨折及骨折脱位应维持患肩于外展位,外展型骨折应维持患肩于内收位,以免骨折发生再移位。夹板固定时间为 4～5 周,当骨折临床愈合后拆除。

3.医疗练功

治疗期间应鼓励患者积极进行适当的练功活动,对中老年患者尤为重要。初期先让患者做握拳,屈伸肘、腕关节,舒缩上肢肌肉等活动。在 2～3 周内,外展型骨折应限制肩关节作外展活动,内收型骨折及骨折合并脱位则限制肩关节做内收活动。3 周后开始练习肩关节各方向活动,活动范围应循序渐进,每天练习 10 余次。解除夹板固定后,应配合中药熏洗,以促进肩关节功能恢复。

(二)手法复位经皮内固定

1.手法复位经皮骨圆针内固定

操作步骤:消毒皮肤,铺无菌巾单。助手握持患肢前臂,术者左手拇指抵于肩峰端皮肤,右手持风锥沿肩峰端外侧 0.5 cm 处,戳入皮肤至肱骨头,并在骨质上戳一孔道,然后将骨圆针戳入孔道,使与肱骨干纵轴呈 20°～30°角徐徐打入直至骨折处,按骨折类型实施整复手法,直至对位满意。于电视 X 线机监视下将骨圆针继续锤击,进入骨折远端骨髓腔。骨圆针穿入骨折远端时,应将针体适当压成弧形,让针尖翘向髓腔中心,便于针体顺利沿髓腔行进。留针尾于皮外 2 cm 弯曲成 90°弯钩,以免骨圆针下沉,外用消毒敷料包扎,用超肩关节小夹板固定,并用托板悬吊患肢于屈肘 90°功能位。

2.经皮手法复位空心螺钉内固定

操作方法:常规消毒、铺巾、局麻,施行手法复位。距肱骨外科颈骨折远端 2～3 cm 的外侧,经皮向上打入导针,至骨折近端的肱骨头内,在导针经皮处切一 1 cm 的小口,顺导针套上骨皮质钻,扩大骨皮质,取下骨皮质钻,再顺导针套上空心螺钉经皮拧入,至肱骨头内侧皮质下,牢固固定骨折。拔除导针,针眼皮肤缝合 1 针,消毒敷料包扎,外用超关节夹板固定患肢于屈肘 90°功能位,其余方法同上。

(三)皮牵引甩臂治疗法

对移位较大的肱骨外科颈骨折,实施手术治疗风险大、费用高,且易发生肩关节粘连;传统的手法复位小夹板外固定法,不利于肩关节功能的恢复。采用皮牵引甩臂法治疗肱骨外科颈骨折是在牵引摆臂下,牵引力作用于骨折远端以对抗肌肉、韧带的牵拉,通过软组织"夹板"作用,使骨折在牵引和活动中复位、功能在运动中恢复,符合"动静结合"的原则。同时,合理的运动又可以促进血液循环,加速了关节囊及韧带的修复,防止粘连形成。尤其对于老年人移位较多的肱骨外科颈骨折更为适宜。

治疗方法：患者取坐位或立位，取宽 6～8 cm 胶布常规作上肢皮牵引，扩张板下悬吊 2～3 kg 重量的砝码。皮牵引完成后，进行甩臂活动。患者站位，身体略向患侧倾斜，患臂作前后、左右方向的甩臂活动。1 周后复查 X 线片，4 周左右拆除皮牵引进行功能锻炼。

(四)手术治疗

肱骨外科颈骨折移位严重经手法复位不成功、或治疗较晚不能手法复位，以及骨折合并脱位手法整复失败，患者为青壮年，估计日后妨碍肩关节活动者，则应及时考虑切开复位、钢针或解剖钢板内固定，术后用三角巾悬吊患肢于胸前，5 周后拔除钢针，6 个月拆除钢板。

对于肱骨外科颈骨折，有大小结节骨折移位者，可采用双 Ender 针髓内加"8"字张力带固定法。此法手术简单，对软组织损伤小，能早期活动，Ender 针有易取出的优点，比钢针固定稳固且功能易恢复。方法是在阻滞麻醉下，仰卧位，患肩后垫软枕，患肢置胸前，采用肩关节前上内方切口，切开皮肤、皮下组织，分离三角肌、胸大肌纤维，于三角肌上缘距锁骨 0.5 cm 处，切断三角肌，翻向外侧，显露骨折端，应用髓腔通针经近折端逆行穿出肱骨头开孔，顺行依次打入 2 根 Ender 针，至骨折近端平齐。复位折端，分别打入 Ender 针至折端以下 10 cm 左右，再经过 Ender 针针孔穿入 1.2 mm 钢丝 1 根向下于骨折处交叉，于骨折端以下 2.0 cm 处，横行钻 1 个骨孔，穿入钢丝，拉出与另一端拧紧打结，最后将 Ender 针锤入骨质内。

螺丝钉或解剖钢板内固定。具体步骤：于高位臂丛麻醉下，患者仰卧位，伤肩垫高，自肩锁关节前下方沿锁骨外 1/3 向内到三角肌和胸大肌之间，转向外下延伸，做弧形切口长 12～14 cm，切开皮下组织和深筋膜，在三头肌和胸大肌之间分离，保护头静脉，将三角肌向外牵开，胸大肌向内牵开，即显露肱二头肌长头肌腱，清除局部血块，即可清楚两骨折端的位置和肱骨头脱位的位置，助手两手持续牵引伤肢，用骨膜起子将骨折端复位，并将两骨折端互相抵紧，观察骨折端对位的稳定情况，可选用螺丝钉或解剖钢板固定。检查清洗伤口，放置负压引流管，逐层缝合。术后将伤肢用外展架固定于外展 60°～70°，前屈 30°～45°。术后在伤肢无痛苦的情况下，即可开始伤肢固定部位的功能锻炼，1～2 天拔出引流管，10～14 天拆除缝线，4～6 周拆除外展架，拍 X 线片复查。也有学者认为钢针或螺丝钉固定易松动，应采用"T"形钢板内固定。

（五）药物治疗

骨折初期患肢瘀肿、疼痛较重，治宜活血祛瘀、消肿止痛，可选用和营止痛汤或肢伤一方内服。若瘀肿较甚者可加三七、茅根等。外敷双柏散或消瘀止痛药膏。

中期瘀肿虽消而未尽，骨尚未连接，治疗宜和营生新、接骨续损，可选用生血补髓汤或肢伤二方内服，外敷接骨膏或接骨续筋药膏。

儿童骨折愈合迅速，后期不必内服中药。老年患者则因其气血虚弱，血不荣筋，易致肌肉萎缩、关节不利，后期治宜养气、补肝肾、壮筋骨，内服药可选用肢伤三方或补肾壮筋汤。解除固定后，可选用海桐皮汤、骨科外洗一方、骨科外洗二方熏洗患肢，亦可配合按摩推拿。

四、合并症、并发症

（一）神经血管损伤

神经血管损伤较为常见，因腋神经紧靠肱骨外科颈内侧向后进入三角肌内，臂丛神经、腋动静脉经过腋窝，所以骨折端严重移位时可合并此神经血管损伤，以致三角肌肌力减弱和上肢的麻木无力。经过及早发现和治疗，大都能够恢复。

（二）合并肩关节脱位

应及时进行手法整复，可先整复脱位，再整复骨折；亦可先整复骨折，后整复脱位，依术者的习惯而定。若为陈旧性者，一般需进行切开复位内固定。

第四节　肱骨干骨折

一、解剖特点

自胸大肌附着处上缘至肱骨髁上为肱骨骨干。近端肱骨干横截面呈圆周形，远端在前后径上呈狭窄状。内、外侧肌间隔将上臂分成前间隔和后间隔。前间隔包括肱二头肌、喙肱肌和肱肌。肱动、静脉及正中神经、肌皮神经及尺神经沿肱二头肌内侧走行。后间隔包含肱三头肌和桡神经。桡神经穿过肱三头肌在后方骨干中段走行于桡神经沟内，在臂中下 1/3 处穿过外侧肌间隔至臂前侧，骨折移位时易受到损伤。

二、损伤机制

(一)直接暴力

直接暴力是造成肱骨干骨折的常见原因,如打击伤、机械挤压伤、火器伤等,可呈横断骨折、粉碎性骨折或开放骨折。

(二)间接暴力

如摔倒时手或肘部着地,由于身体多伴有旋转或因附着肌肉的不对称收缩,发生斜形或螺旋形骨折。

(三)旋转暴力

旋转暴力以军事或体育训练的投掷骨折,以及掰手腕所引起的骨折最为典型,多发生于肱骨干的中下 1/3 处,主要由于肌肉突然收缩,引起肱骨轴向受力,导致螺旋形骨折。

由于肱骨干上的肌肉作用,骨折后常呈典型的畸形。当骨折线在胸大肌止点近端时,由于肩袖的作用,骨折近端呈外展和内旋畸形,远端由于胸大肌的作用向内侧移位;当骨折线位于胸大肌以远、三角肌止点以近时,骨折远端由于三角肌的牵拉向外侧移位,近端则由于胸大肌、背阔肌及大圆肌的牵拉作用向内侧移位;当骨折线位于三角肌止点以远时,骨折近端外展、屈曲,远端则向近端移位。

三、分类

同其他骨折的分类一样,肱骨干骨折可依据不同的分类因素构成多种分类方式。根据骨折是否与外环境相通,可分为开放和闭合骨折;因骨折部位不同,可分为三角肌止点以上及三角肌止点以下骨折;由于骨折程度不同,可分为完全骨折和不完全骨折;根据骨折线的方向和特性又可分为纵、横、斜、螺旋、多段和粉碎型骨折;根据骨的内在因素是否存在异常而分为正常和病理骨折等。

四、临床症状和体征

同其他骨折一样,肱骨干骨折后可出现疼痛、肿胀、局部压疼、畸形、反常活动及骨擦音等,骨科医师不应为证实骨折的存在而刻意检查骨擦音,以免增加伤者的痛苦和桡神经损伤。对于不完全或无移位的骨折,单凭临床体检很难判断,所以对可疑骨折的患者必须拍X线片。拍片范围包括:肱骨的两端、肩关节和肘关节。对于高度怀疑有骨折的患者,即使在急诊拍片时未能发现骨折也不要轻易下无骨折的结论,可用石膏托暂时固定两周后再拍片复查,若有不全的裂纹骨折此时因骨折线的吸收而显现出来。若骨折合并桡神经损伤,可出现垂腕、手部掌指关节不能伸直、拇指不能伸展和手背虎口区感觉减退或消失。肱骨干骨折的患者应当常规检查患肢远端血运的情况,包括:对比两侧桡动脉搏动、甲床充盈、皮肤温度等,必要时可行血管造影,以确定有无肱动脉损伤。

五、治疗方法

近几十年来,骨折固定技术有了极大的提高,治疗手段远比过去丰富,在具体实施何种治疗方案时必须考虑以下因素:骨折的类型和水平、骨折的移位程度,患者的年龄、全身健康情况、与医师的配合能力、合并伤的情况,患者的职业及对治疗的要求等,此外经治医师还应考虑本身所具备的客观设备条件,掌握各种操作技术的水平、经验等。经过全面分析比较后再确定一最佳治疗方案。根本原则是:有利于骨折尽早愈合,有利于患肢的功能恢复,尽可能减少并发症。

(一)闭合治疗

近几年来的骨科著作中,均强调绝大多数的肱骨干骨折可经非手术治疗而痊愈,国外的文献报道中其成功的比例甚至可高达94%。但在临床实际工作中能否达到如此高的比例仍值得商榷。此外,现代的就医人群已对骨科医师提出了更高的要求,即不仅要获得良好的最终治疗结果,而且希望治疗过程中尽量减少痛苦,在骨折愈合期间有相对高的生活质量,甚至仍能够从事一些工作。那种令患者在石膏加外展架上苦撑苦熬数个月,夜间无法平卧的传统治疗方式很难为多数患者所接受。依现代的治疗观点,闭合治疗的适应证应结合患者的具体情况认真审视后而定。

1.适应证

可供参考的适应证如下。

(1)移位不明显的简单骨折(AO分类:A_1、A_2、A_3)。

(2)有移位的中、下1/3骨折(AO分类:A_1、A_2、A_3或B_1、B_2)经手法整复可以达到功能复位标准的。

2.闭合治疗的复位标准

肱骨属非负重骨,轻度的畸形愈合可由肩胛骨代偿,其复位标准在四肢长骨中最低,其功能复位的标准如下:2 cm以内的短缩,1/3以内的侧方移位、20°以内的向前、30°以内的外翻成角以及15°以内的旋转畸形。

3.常用的闭合治疗方法

(1)悬垂石膏:应用悬垂石膏法治疗肱骨干骨折已有半个多世纪的历史,目前在国内外仍有相当多的骨科医师在继续沿用。此法比较适合于有移位并伴有短缩的骨折或者斜形、螺旋形的骨折。悬垂石膏应具有适当的重量,避免过重或过轻,其上缘至少应超过骨折断端 2.5 cm,下缘可达腕部,屈肘 90°,前臂中立位,在腕部有三个固定调整环。在石膏固定期间,前臂需始终维持下垂,以便提供一向下的牵引力。患者夜间不宜平卧,而采取坐睡或半卧位(这是使用悬垂石膏的不便之处)。吊带需可靠地固定在腕部石膏固定环上,向内成角畸形可通过将吊带移至掌侧调整,反之向外成角则通过背侧的固定环调整。后成角和前成角,可利用吊带的长短来调整,后成角时加长吊带,而前成角则缩短吊带。使用悬垂石膏治疗应经常复查拍 X 线片,开始时为1~2周,以后可改为 2~3 周或更长的间隔时间。石膏固定期间应注意功能锻炼,如握拳、肩关节活动等,减少石膏固定引起的不良反应。对某些患者,如肥胖或女性,可在内侧加一衬垫,以免由于过多的皮下组织或乳房造成的成角畸形。当骨折的短缩已经克服、骨折已达到纤维性连接时,可更换为 U 形石膏。

悬垂石膏曾成功地治愈过许多患者,但也不乏骨折不愈合或延迟愈合的例子。故治疗期间应注意密切观察,若固定超过 3 个月仍无骨折愈合迹象,已出现失用性骨质疏松时,应考虑改用其他方法,如切开复位内固定加自体植骨,不要一味地坚持下去,以避免最后因严重的失用性骨质疏松导致连内固定的条件都不具备,丧失有利的治疗时机,对中老年患者更应注意这点。

(2)U 形或 O 形石膏:多用于稳定的中下 1/3 骨折复位后,或应用其他方法治疗肱骨干骨折后的继续固定手段。所谓 U 形即石膏绷带由腋窝处开始,向下绕过肘部,再向上至三头肌以上。若石膏绷带再延长一些,使两端在肩部重叠则成为 O 形石膏。U 形石膏有利于肩、腕和手部的关节功能锻炼(图 1-15),而 O 形石膏的固定稳定性更好一些。

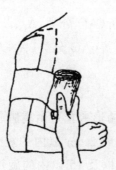

图 1-15　U 形石膏

（3）小夹板固定：对内外成角不大者，可采用二点直接加压方法（利用纸垫）；对侧方移位较多，成角显著者，常可用三点纸垫挤压原理，以使骨折达到复位。不同水平的骨折需用不同类型的小夹板，如上1/3骨折用超肩关节小夹板，中1/3骨折用单纯上臂小夹板，而下1/3骨折需用超肘关节小夹板固定。其中尤以中1/3骨折的固定效果最为理想（图1-16）。

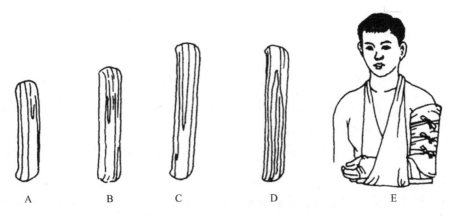

图 1-16 小夹板固定治疗肱骨干骨折

A.内侧小夹板；B.前侧小夹板；C.后侧小夹板；D.外侧小夹板；E.小夹板固定后的外形

利用小夹板治疗肱骨干骨折时，经治医师需密切随诊，观察病情的变化，根据肢体肿胀的程度随时调整夹板的松紧度，避免因固定不当而引起并发症，同时鼓励患者在固定期间积极锻炼患肢功能。

（4）其他治疗方法：采用肩人字石膏、外展架加牵引或鹰嘴骨牵引等治疗肱骨干骨折，但多数情况下已经较少使用。

（二）手术治疗

如果能够正确掌握手术指征并配合以高质量手术操作，绝大多数的肱骨干骨折可以正常愈合。同时可以减少因长期石膏或小夹板等外固定带来的邻近关节僵硬、肌肉萎缩和失用性骨质疏松等不利影响，甚至可在在固定期间从事某些非负重性工作，治疗期的生活质量相对较高。不利的方面是，所花费用较多，需二次手术取出内固定物，手术本身具有一定的风险等。

1.适应证

（1）绝对适应证：①保守治疗无法达到或维持功能复位的。②合并其他部位损伤，如同侧前臂骨折、肘关节骨折、肩关节骨折，伤肢需早期活动的。③多段骨折或粉碎性骨折（AO分型，B_3、C_1、C_2、C_3）。④骨折不愈合。⑤合并有肱动脉、桡神经损伤需行探查手术的。⑥合并有其他系统特殊疾病而无法坚持保守治疗的,如严重的帕金森病。⑦经过 2～3 个月保守治疗已出现骨折延迟愈合现象,开始有失用性骨质疏松的(如继续坚持保守治疗,严重的失用性骨质疏松可导致失去切开复位内固定治疗的机会)。⑧病理性骨折。

(2)相对适应证:①从事某些职业对肢体外形有特殊要求,不接受功能复位而需要解剖复位的。②因工作或学习需要,不能坚持较长时间的石膏、夹板或支具牵引固定的。

2.手术治疗的方法

(1)拉力螺丝钉固定:单纯的拉力螺钉固定只能够用于长螺旋形骨折,而且术后常需要外固定保护一段时间,优点是骨折段软组织剥离较少,骨折断端的血运影响小,正确使用可缩短骨折愈合时间。

(2)接骨钢板固定:尽管带锁髓内钉的使用趋于增多,但现阶段接骨钢板仍在较广的范围内继续应用,缘于其操作简单,易于掌握,无须 C 形臂 X 线透视等较高档辅助设备。钢板应有足够长度,螺钉孔数目不得少于 6 孔,最好选用较宽的 4.5 mm 动力加压钢板(DCP 或 LC-DCP),远近骨折段至少各由 3 枚螺钉固定,以获得足够的固定强度。对于短斜形骨折尽量使用 1 枚跨越骨折线的拉力螺钉,而粉碎性骨折最好同时植入自体松质骨(图 1-17)。AO 推荐的手术入路是后侧切口(Henry,1966 年),将钢板置于肱骨干的后侧,而且在骨折愈合后不再取出。但国内多数骨科医师愿意采用上臂前外侧入路,将钢板放置在骨干的前外侧,在骨折愈合后取出内固定物也相对比较容易。

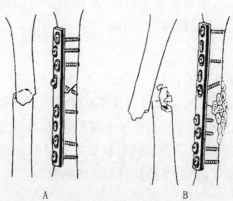

图 1-17　肱骨干骨折钢板螺钉内固定

A.横形骨折的固定方法;B.如为粉碎性骨折应 Ⅰ 期自体松质骨植骨

(3)带锁髓内针固定:随着带锁髓内针的普及应用,以往的 Rush 针或 V 形针、矩形针已较少使用。使用带锁髓内针的优点：软组织剥离少，术后可以适当负重，用于粉碎性骨折时其优点更为突出。由于是带锁髓内针，其尾端部分基本与肱骨大结节在同一平面，对肩关节功能影响不大（近期可能有一定影响）。使用时采用顺行或逆行穿针方法，与股骨或胫骨不同的是，其近端锁钉一般不穿过对侧皮质（避免损伤腋神经），而远端锁钉最好采用前后方向（避免损伤桡神经）（图1-18）。

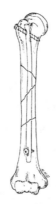

图 1-18　髓内针治疗肱骨干骨折（顺行穿针）

　　（4）外固定架固定：从严格意义上讲，外固定架固定是一种介于内固定和传统外固定之间的一种固定方式，其有创、有固定针进入组织内穿过两侧皮质，必要时可切开直视下复位。优点：创伤小，固定相对可靠，愈合周期比较短，不需二次手术取出内固定物，对邻近关节干扰小。缺点：针道可能发生感染，尽管其固定物已经比其他外固定方式轻便了许多，但仍有不便，用于中上1/3骨折时可能影响肩关节活动。肱骨干骨折多用单边固定方式，有多种比较成熟的外固定架可供选择，治疗成功的关键在于熟悉和正确使用，而不在于外固定架本身。

　　（5）Ender针固定：采用多根可屈件的髓内针——Ender针固定，现国内少数医院的医师仍在应用。利用不同方向插针和三点固定原理，可较好地控制骨折端的旋转，成角。操作比较简单，既可顺行也可逆行打入。术前需要准备比较齐全的规格、型号，包括不同长度和直径的Ender针。切忌强行打入，否则可造成骨质劈裂和髓内针穿出髓腔。

六、护理要点

（一）固定的患者护理

患者可平卧，要保持固定不移位，悬垂石膏固定患者取坐位或半卧位，以保证下垂牵引作用。内固定术后宜取半卧位,患肢下垫枕,减轻肿胀。伴有桡神经损伤者,注意观察神经恢复情况。石膏或夹板固定者,密切观察患肢血运。术后观察伤口渗血情况。

(二)功能锻炼

骨折1周内,做患侧上臂肌肉的主动舒缩活动,握拳、伸曲腕关节、小幅度的耸肩运动。伴桡神经损伤者,可被动进行手指的主动屈曲活动。2～3周后可做肩关节内收外展活动。4周后可做肩部外展、外旋、内旋、后伸,手爬墙等运动以恢复患肢功能。

(三)健康指导

向患者解释,肱骨干骨折复位后可遗留20°以内向前成角,30°以内向外成角,不影响功能。伴桡神经损伤者伸指伸腕功能障碍,要鼓励坚持功能锻炼。嘱其分别在术后第1、第3、第6个月复查X线,伴桡神经损伤者,应定期复查肌电图。

第五节　肱骨远端骨折

肱骨远端骨折是指肱骨髁上以远的部位的骨折。肱骨远端骨折包括肱骨髁上骨折、肱骨髁间骨折、肱骨内外髁骨折及肱骨小头骨折等,下面分别叙述。

一、解剖特点

肱骨远端前后位扁平,有两个关节面分别为肱骨滑车和肱骨小头。滑车关节面的上方有三个凹陷,前侧有冠突窝和桡骨头窝,屈肘时容纳冠突和桡骨头;后侧为鹰嘴窝,伸肘时容纳鹰嘴。

外上髁前外缘粗糙,是前臂浅层伸肌的起点;内上髁比外上髁要大,是前臂屈肌的起点,其后面光滑,以容纳尺神经通过肘部。外髁肱骨小头凸出的关节面与桡骨头凹状关节面相对合,组成了肱桡关节。内髁滑车的中心为中央沟,与尺骨近端的滑车切迹(半月切迹)相吻合,前方起自冠突窝,后方终止于鹰嘴窝,几乎环绕整个滑车。在滑车的后面,滑车中央沟向外侧轻度倾斜,使伸肘时产生提携角又称外翻角。肱骨远端骨折后复位不良可致提携角减小或增大,形成肘内翻或肘外翻畸形。

二、肱骨髁上骨折

此类骨折为 AO 分类的 A 型骨折,最常见于 5～8 岁的儿童,占全部肘部骨折的 50％～60％。属关节外骨折,及时治疗后功能恢复较好。

(一)骨折类型

根据暴力来源及方向可分为伸直型、屈曲型和粉碎型三类。

1.伸直型

该型最多见,占 90％以上。跌倒时肘关节在半屈曲或伸直位,手心触地,暴力经前臂传达至肱骨下端,将肱骨髁推向后方。由于重力将肱骨干推向前方,造成肱骨髁上骨折。骨折线由前下斜向后上方。骨折近段常刺破肱前肌,损伤正中神经和肱动脉。骨折时,肱骨下端除接受前后暴力外,还可伴有侧方暴力,按移位情况又分尺偏型和桡偏型。

(1)尺偏型:骨折暴力来自肱骨髁前外方,骨折时肱骨髁被推向后内方。内侧骨皮质受挤压,产生一定塌陷。前外侧骨膜破裂,内侧骨膜完整,骨折远端向尺侧移位。因此,复位后远端容易向尺侧再移位。即使达到解剖复位,而因内侧皮质挤压缺损而会向内偏斜,尺偏型骨折后肘内翻发生率最高。

(2)桡偏型:与尺偏型相反。骨折断端桡侧骨皮质因压挤而塌陷,外侧骨膜保持连续。尺侧骨膜断裂,骨折远端向桡侧移位。此型骨折不完全复位也不会产生严重肘外翻,但解剖复位或矫正过度时,亦可形成肘内翻畸形。

2.屈曲型

该型较少见。肘关节在屈曲位跌倒,暴力由后下方向前上方撞击尺骨鹰嘴,髁上骨折后远端向前移位,骨折线常为后下斜向前上方,与伸直型相反。很少发生血管、神经损伤。

3.粉碎型

该型多见于成年人。本型骨折多属肱骨髁间骨折,按骨折线形状可分 T 形和 Y 形或粉碎型骨折。

(二)临床表现与诊断

伤后肘部肿胀,偶有开放伤口。伤后马上就医者,肿胀轻,可触及骨性标志;多数病例肿胀严重,已不能触及骨性标志。远折端向后移位,可与肘后脱位相混淆,但肘后三角关系正常,据此可鉴别。伤后或复位后应注意是否有肱动脉急性损伤和前臂掌侧骨筋膜室综合征,是否出现 5P 征:①疼痛(pain);②桡动脉搏动消失(pulselessness);③苍白(pallor);④麻痹(paralysis);⑤肌肉无力或瘫痪(paralysis)。正中神经、尺神经、桡神经都有可能被累及,但以正中神经和桡神经损伤多见。X线检查可明确骨折的类型和移位程度。

(三)治疗

治疗主要取决于合并同侧肢体骨与软组织损伤的情况,特别是神经血管是否有损伤。所有骨折均可考虑首先试行闭合复位,但若血液循环受到影响,则应行急诊手术。

1.非手术治疗

无移位或轻度移位可用石膏后托制动1~2周,然后开始轻柔的功能活动。6周后骨折基本愈合,再彻底去除石膏固定。闭合复位尺骨鹰嘴牵引:在某些病例,行鹰嘴骨牵引也是一种可选方法。Smith提出的行鹰嘴骨牵引的指征为以下几点。

(1)用其他闭合方法不能获得骨折复位。

(2)闭合复位有可能获得成功,但单纯依靠屈肘不能维持复位。

(3)肿胀明显,血液循环受影响,或可能出现 Volkmans 缺血挛缩。

(4)有污染严重的开放损伤,不能进行外固定。侧方牵引和过头牵引都可采用。应用过头牵引容易消肿和方便敷料更换,在重力的帮助下还可以早期进行肘关节屈曲活动。

2.手术治疗

(1)闭合复位、经皮穿针固定:臂丛神经阻滞麻醉无菌操作下行整复,待复位满意后,维持复位,一助手取1枚2.0 mm克氏针自肱骨外上髁最高点穿入皮肤,触及骨质后在冠状面上与肱骨纵轴呈45°角,在矢状面上与肱骨纵轴呈15°角进针,直至穿透肱骨近折端的对侧骨皮质。再取1枚2.0 mm克氏针在上进针点前0.5 cm处穿入皮肤,向近折端尺侧穿针至透过对侧骨皮质。C形臂X线机透视复位、固定满意后,将针尾屈曲90°剪断,残端留于皮外。无菌纱布包扎针尾,石膏托固定于屈肘90°前臂旋前位(图1-19)。

术后常规服用抗生素3天以预防感染。当日麻醉恢复后即可行腕关节的屈伸及握拳活动,4周后拔除克氏针,解除外固定,加强肩、肘关节的功能锻炼。此外,对于较严重的粉碎性骨折,可行外固定架固定(图1-20)。

(2)切开复位内固定(ORIF):成人常需采用此种方法。手术指征包括:①骨折不稳定,闭合复位后不能维持满意的复位;②骨折合并血管损伤;③合并同侧肱骨干或前臂骨折。

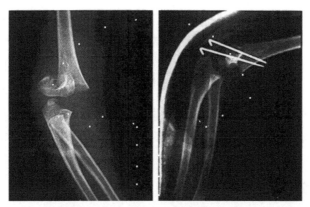

图 1-19　肱骨髁上骨折闭合复位经皮穿针内固定,石膏托外固定

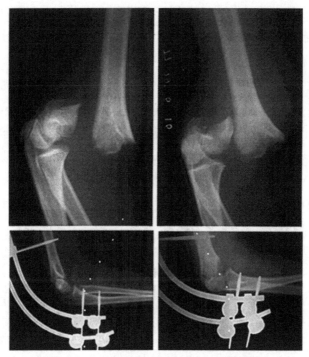

图 1-20　儿童肱骨髁上骨折外固定架固定

　　另外,对老年患者应尽量选择切开复位内固定,以利于早期功能锻炼。若合并血管损伤需进行修补,更应同时稳定骨折端,可通过前方的 Henry 入路来完成。若未合并血管损伤,则可以采取内、外侧联合切口或后正中切口。多数认为后正中切口显露清楚,能够直视下复位骨折,也方便进行内固定。可使用 AO 半管状钢板、重建钢板或特制的 Y 形钢板,尽可能用拉力螺钉增加骨折端稳定。

Heffet 和 Hotchkiss 已证实两块钢板呈 90°角分别固定内、外侧柱,其抗疲劳性能优于后方单用一块 Y 形钢板或双髁螺丝钉固定。Home 认为,如果因骨折粉碎不能获得良好的稳定,可采取非手术疗法,但此观点并不适用于所有移位的粉碎性骨折。粉碎性骨折内固定同时应一期植骨。如内固定不稳定,则需延长石膏制动时间以维持复位,将导致疗效欠佳,故应尽可能获得稳定固定,手术后不用外固定,以便进行早期功能锻炼。开放骨折应及时行清创术,污染严重者可考虑延期闭合伤口,彻底清创后可用内固定或外固定稳定骨折端。

(四)并发症

肱骨髁上骨折的并发症较多,有以下几种。

1.Volkmanns 缺血挛缩

Volkmanns 缺血挛缩为髁上骨折最严重的并发症,发病常与处理不当有关,出血和组织肿胀可使筋膜间室压力升高,外固定包扎过紧和屈肘角度太大使间室容积减小或无法扩张是诱发本病的重要因素。

早期:伤肢突然剧痛,部位在前臂掌侧,进行性灼痛,当手主动或被动活动时疼痛加剧,手指常处于半屈曲状态,屈指无力。同时,感觉麻木、异样感,继之出现感觉减退或消失,肢端肿胀、苍白、发凉、发绀。受累前臂掌侧皮肤红肿,张力大且有严重压痛。桡动脉搏动减弱或消失,全身可有体温升高,脉快。晚期:肢体出现典型的 Volkmanns 缺血挛缩畸形,呈爪形手,即前臂肌肉萎缩、旋前、腕及手指屈曲、拇内收、掌指关节过伸。这种畸形被动活动不能纠正,桡动脉搏动消失。

一旦诊断明确,应紧急处理。早期:应争取时间改善患肢血运,尽早去除外固定物或敷料,适当伸直屈曲的关节,毫不顾惜骨折对位。如仍不能改善血运时,则应即刻行减压及探查手术(应力争在本症发生6~8小时内施行)。术中敞开伤口不缝合,等肢体消肿后,再做伤口二期或延期缝合。全身应用抗生素预防感染,注意坏死物质吸收可引起的酸中毒、高血钾、中毒性休克和急性肾衰竭,给予相应的治疗。严禁抬高患肢和热敷。晚期:以手术治疗为主,应根据损害时间、范围和程度而定。6 个月以前挛缩畸形尚未稳定,此时可作功能锻炼和功能支架固定。待畸形稳定后(至少半年至 1 年后),可行矫形及功能重建手术。酌情选择:尺桡骨短缩、腕关节固定、腕骨切除、瘢痕切除及肌腱延长和肌腱转位等。还有神经松解,如正中神经和尺神经同时无功能存在,可用尺神经修复正中神经。

2.神经损伤

肱骨髁上骨折并发神经损伤比较多见,发生率为 5%～19%。大多数损伤为神经传导功能障碍或轴索中断,数天或数月内可自然恢复,神经断裂很少见,偶发生于桡神经。正中神经损伤引起运动障碍常局限于掌侧骨间神经支配的肌肉,主要表现为拇指与示指末节屈曲无力,其他分支支配肌肉不受影响。

神经损伤的早期处理主要为支持疗法,被动活动关节保持功能位置。伤后 2～3 个月后临床与肌电检查皆无恢复迹象时,应考虑手术松解。

3.肘内翻

肘内翻为髁上骨折最常见的并发症,尺偏型骨折发生率高达 50%。由于内侧皮质压缩和未断骨膜的牵拉,闭合整复很难恢复正常对线;其次,悬吊式石膏外固定或牵引治疗均不能防止远骨折段内倾和旋转移位;再有是骨折愈合过程成骨能力不平衡,内侧骨痂多,连接早,外侧情况相反,内、外侧愈合速度悬殊使远段内倾进一步加大。

预防措施主要有以下几方面。

(1)闭合复位后肢体应固定于有利骨折稳定位置,伸展尺偏型骨折应固定在前臂充分旋前和锐角屈肘位。

(2)通过手法过度复位骨折使内侧骨膜断裂,消除不利复位因素。

(3)骨折复位 7～10 天换伸肘位石膏管型,最大限度伸肘,同时手法矫正远段内倾。

(4)不稳定骨折或肢肿严重不容许锐角屈肘固定者,骨折复位后应经皮穿针固定,否则牵引治疗。

(5)切开复位务必恢复骨折正常对线,提携角宁可过矫,莫取不足。内固定要稳固可靠。

轻度肘内翻无须处理,肘内翻大于 15°畸形明显者可行髁上截骨矫形。通常采用闭合式楔形截骨方法,从外侧切除一楔形骨块。术前先摄患肘伸直位正位 X 线片,测量出肘内翻的角度,然后算出应予矫正的角度。先画出肱骨轴线 AB,另沿尺桡骨之间画一轴线 CD,于其相交点 E,再画一直线 EF,使∠FEB＝10°(提携角),则∠DEF 即为需切骨矫正的内翻角。然后于肱骨鹰嘴窝上 1.5～2.0 cm 处画一与肱骨干垂直的横线 HO,并于 O 点向肱骨桡侧画一斜线 GO,使∠HOG 等于∠DEF,楔形 GHO 即为设计矫正肘内翻应切除的骨块,其底边在桡侧。

手术取外侧入路,在上臂下 1/3 外侧,沿肱骨外髁嵴做一长约 6 cm 的纵形切口。判明肱三头肌与肱桡肌的间隙,分开并向前拉开肱桡肌与桡神经,将肱三头肌向后拉,沿外上髁纵形切开骨膜,在骨膜下剥离肱骨下 1/3 至鹰嘴窝上缘为止,以显露肱骨的前、后、外侧骨面,无须剥离其内侧的骨膜,也不可损伤关节囊。按设计在鹰嘴窝上 1.5~2.0 cm 处,和肱骨干垂直的横切面(HO)上,先用手摇钻钻一排 3~4 个穿透前后骨皮质的小孔,再在与测量切骨相同角度的另一斜面(GO)上,钻一排小孔,用锐利骨刀由外向内切骨,至对侧骨皮质时不要完全凿断,以免切骨端不稳定而易发生移位,取下所切掉的楔形骨块。切骨后将前臂伸直,手掌朝上,固定切骨近段,将前臂逐渐外展,使切骨面对合,矫正达到要求后,即可用两根克氏针,分别自肱骨内外上髁钻入,通过切骨断面,达到并恰好穿透对侧骨皮质为止,折弯尾端于骨外;亦可用 U 形钉内固定。彻底止血,需要时,可摄 X 线片复查,了解畸形矫正是否满意,否则重新复位与内固定。克氏针尾端埋在皮肤下,分层缝合切口。术毕,用前后长臂石膏托外固定肘关节于功能位。

三、肱骨髁间骨折

肱骨髁间骨折至今仍是比较常见的复杂骨折,多见于青壮年严重的肘部损伤,常为粉碎性。严重的肱骨髁间骨折常伴有移位、滑车关节面损伤,内髁和外髁常分离为独立的骨块,呈 T 形或 Y 形,与肱骨干之间失去联系,并且有旋转移位,为 AO 分类的 C 型,治疗较困难,且对肘关节的功能影响较大,采用非手术治疗往往不能取得满意的骨折复位。

(一)骨折类型

肱骨髁间骨折的分型较多,现就临床上应用广泛且对骨折治疗的指导意义较大的 Mehne 分型叙述如图 1-21。

(二)临床表现与诊断

局部肿胀,疼痛。因髁间移位、分离致肱骨髁变宽,尺骨向近端移位使前臂变短。可出现骨擦音,肘后三角关系改变。明显移位者,肘部在所有方向均呈现不稳定。摄肘关节正侧位 X 线片可明确骨折的类型和移位程度,需注意的是,骨折真实情况常比 X 线片的表现还要严重和粉碎。判断骨折粉碎程度还可行多方向拍片或重建 CT 检查。

(三)治疗

肱骨髁间骨折是一种关节内骨折,由于骨折块粉碎,不但整复困难,而且固定不稳,严重影响关节功能的恢复,故而对髁间骨折要求复位正确,固定稳妥,并早期进行功能锻炼,以争取获得满意的效果。治疗时必须根据骨折类型、移位程度、患者年龄、职业等情况来选择恰当的方法。

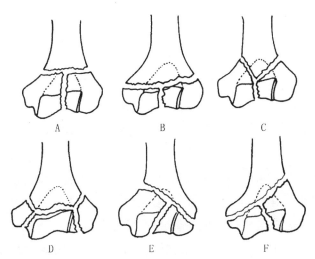

图 1-21 肱骨髁间骨折的 Mehne 分型
A.高 T 形;B.低 T 形;C.Y 形;D.H 形;E.内 λ 形;F.外 λ 形

1.非手术治疗

对于内、外髁较为完整及轻度分离无明显旋转者,可于透视下手法复位长臂石膏前后托固定,2 周后再换一次石膏,肘部的屈曲程度不能单纯依靠是屈曲型还是伸直型来定,而要在透视下观察在何种位置最稳定。制动时间为 4～5 周,去除石膏后再逐渐练习肘关节的屈伸活动。无移位的骨折仅维持骨折不再移位即可,可用石膏托制动 4 周。

尺骨鹰嘴牵引:对于伤后未能及时就诊或经闭合复位失败者,因局部肿胀严重,不宜再次手法复位及应用外固定,许多学者主张采用此方法,它能够使骨折块达到比较理想的对线。在过头位,能迅速使肿胀消退,一旦患者能够耐受疼痛就开始活动。但单纯采用纵向牵引并不能解决骨折块的轴向旋转。可待局部肿胀消退,肱骨髁和骨折近端的重叠牵开后,做两髁的手法闭合复位。

2.手术治疗

大多数骨折均需手术切开复位内固定。过去多采用肘后正中纵形切口,将肱三头肌做 A 形切断并向远端翻转,以显露骨折。但该手术入路的缺点是术后外固定至少需 3 周,使患肘不能早期屈伸锻炼,关节僵直发生率高。目前多数学者认为采用鹰嘴旁肘后轻度弧形正中切口,尖端向下的 V 形尺骨鹰嘴截骨是显露骨折并行牢固内固定的最佳方式。因其保持肱三头肌的完整性,减少损伤和术后粘连,同时髁间显露充分,复位精确,固定稳妥,常不需用外固定,术后可早期功能锻炼。术中可将尺神经分离显露,并由内上髁区域移开。原则是首先复位和固定髁间骨折,然后再处理髁上骨折。但如果存在大块骨折块与肱骨干对合关系明显,则无论其涉及关节面的大小,都应先将其与肱骨干复位和固定。髁间部位骨折处理重点是维持髁间关节面的平整,肱骨滑车的大小、宽度,特别对于 C₃ 型骨折,可以考虑去除那些影响复位、影响固定的小的关节内骨折块,有骨缺损时一定要做植骨固定,争取骨折一期愈合和骨折固定早期的稳定性。通常,在复位满意后先临时用克氏针固定,然后再选用合适的永久性的内固定物。

肱骨髁间骨折手术时必须采用坚强的内固定,才能早期进行关节功能锻炼,避免肘关节僵硬。对 C₂、C₃ 型骨折采用双钢板固定于肱骨髁外侧及内侧,内侧也可采用 1/3 管形钢板。合并肱骨髁上骨折常需加用重建钢板,一般需使用两块接骨板才可达到牢固的固定效果,接骨板相互垂直放置可增加固定的强度。日常功能锻炼可使无辅助保护的螺钉固定发生松动。要达到牢固的固定,外侧接骨板的位置应下至关节间隙水平。内侧接骨板应置于较窄的肱骨髁上嵴部位,此处可能需要轻度向前的弧线。3.5 mm 的重建接骨板是较好的选择。髁部手术后,对截下的尺骨鹰嘴复位后使用的固定为 1～2 枚直径为 6.5 mm、长度不短于 6.5 cm 的松质骨螺钉髓内固定＋张力带钢丝,或 2 枚平行克氏针髓内固定＋张力带钢丝(图 1-22,图 1-23)。需要特别指出的一点是,在做尺骨鹰嘴截骨时应尽量避免使用电锯,因其可造成骨量的丢失,从而导致尺骨鹰嘴的短缩或复位不良,而影响手术效果。

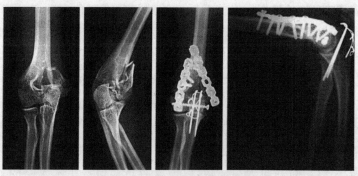

图 1-22　低 T 形肱骨髁间骨折

采用尺骨鹰嘴截骨入路,AO 双重建钛板螺钉内固定

内固定结束后,如果尺神经距内固定物很近,则将尺神经前置,放置引流条,

术后 24～48 小时内拔除。早期有效的肘关节功能锻炼,对于肘关节功能的恢复至关重要,肘关节制动时间一旦过长,必将导致关节纤维化和僵硬。骨折坚强固定的病例,患肢不做石膏固定,术后 3 天内开始活动肘关节。内固定不结石的,均石膏托屈肘固定 3 周左右,去除石膏后无痛性主动活动肘关节,辅以被动活动。

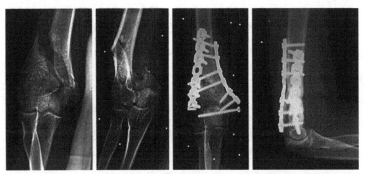

图 1-23　外 λ 形肱骨髁间骨折,采用 AO 双重建钛板螺钉内固定

早期利用 CPM 进行功能锻炼,有利于肘关节周围骨与软组织血液供应恢复,肿胀消退,能加快关节内滑液的循环和消除血肿,减少关节粘连,可刺激多种间质细胞分化成关节软骨,促进关节软组织的再生和修复,可抑制关节周围炎性反应。

3.肱骨远端置换与全肘关节置换

近年来,随着人工关节材料的改进和医疗技术的进步,人工关节越来越广泛地应用于髋关节、膝关节等全身大关节严重疾病的治疗,但因人工肘关节研制和应用在国内起步较晚,临床应用尚不多见。对于关节面破坏严重,无法修复或经内固定术后,内固定物松动将严重影响肘关节功能者可行人工关节置换。手术采用肘关节后侧正中切口,游离并保护尺神经,显露肱骨远端、尺骨近端及桡骨小头。锯除肱骨中段滑车,扩大肱骨远段髓腔,参照试件,切除滑车及肱骨小头,直至假体试件的边缘恰能嵌至肱骨内外上髁的切骨断面间隙中。钻开尺骨近端髓腔,扩大髓腔,凿除冠状突周围的软骨下骨。插入试件,检查肘关节屈、伸及旋转活动范围。如桡骨小头内侧关节面有骨折,可切除桡骨小头。冲洗髓腔后置入骨水泥,安装假体。尺神经前置于皮下软组织层,修复肱三头肌腱、韧带及关节囊,放置引流,加压包扎。

术后不做外固定,引流 1～2 天,1 周内做肌肉收缩锻炼,1 周后开始做肘关节屈伸及旋转活动,3 周后逐渐加大幅度行功能锻炼。

四、肱骨内髁骨折

肱骨内髁骨折是一种少见的肘关节损伤,仅占肘关节骨折的 1‰～2‰,在任何年龄组均少见,儿童相对要多一些。骨折块通常包括肱骨滑车内侧 1/2 以上和/或肱骨内上髁,骨折块因受前臂屈肌群的牵拉多发生旋转移位,属关节内骨骺损伤。治疗上要求解剖复位,若复位不良不仅妨碍关节功能恢复,而且可能引起肢体发育障碍,继而发生肢体畸形及创伤性关节炎。

(一)骨折类型

肱骨内髁骨折分为三型。

1.Ⅰ型

骨折无移位,骨折自滑车关节面斜形向内上方,至内上髁上方。

2.Ⅱ型

骨折块轻度向尺侧或内上方移位,无旋转。

3.Ⅲ型

骨折块明显旋转移位,常为冠状面旋转,也可同时伴有矢状面的旋转,结果骨折面向后,滑车关节面向前。

(二)临床表现与诊断

外伤后肘关节处于部分屈曲位,活动明显受限,肘关节肿胀、疼痛,尤以内侧明显。局部明显压痛,可触及内髁有异常活动。

儿童肱骨滑车内侧骨骺出现时间为 9～14 岁。对骨化中心出现后的肱骨内髁骨折,临床诊断一般比较容易。而在肱骨内上髁骨骺骨化中心出现之前发生的肱骨内髁骨折诊断则较困难,因为骨骺尚未骨化,其软骨于 X 线片上不显影,通过软骨部分的骨折线也不能直接显示,此类损伤于 X 线片上不显示任何阳性体征(既无骨折又无脱位影像)。因此,临床上必须详细检查,以防漏诊、误诊。细致的临床检查,熟悉不同部位骨骺出现的时间、形态及其与干骺端正常的位置关系是避免漏诊、误诊的关键。对于诊断确有困难的病例,可拍健侧相同位置的X 线片加以鉴别,必要时可行 CT 或 MRI 检查以明确诊断。

(三)治疗

肱骨内髁骨折既是关节内骨折,又是骨骺损伤,故治疗应遵循关节内骨折及骨骺损伤的治疗原则。无论采取何种治疗方法,应力求使骨折达解剖复位或近似解剖复位(骨折移位<2 mm)。复位不满意不仅妨碍关节功能恢复,而且可能

引起生长发育障碍,继而发生肢体畸形及创伤性关节炎。

Ⅰ型骨折和移位不大的Ⅱ型骨折可行长臂石膏后托固定伤肢于屈肘90°,前臂旋前位。石膏托于肘部应加宽,固定范围应完全包括肘内侧,且应仔细塑形,以防骨折发生移位。1周后应摄 X 线片,如石膏托松动,则更换石膏托;如骨折移位,则应采取其他措施,一般4周后去除石膏托行肘关节功能练习。

对于移位大于2 mm的Ⅱ型骨折及Ⅲ型骨折,因骨折移位大,关节囊等软组织损伤较重,而且肱骨下端髁间窝骨质较薄,骨折断端间的接触面较窄,加之前臂屈肌的牵拉,使骨折复位困难或复位后骨折不稳定,则应采取手术治疗。

手术方法:取肘关节内侧切口,显露并注意保护尺神经,显露骨折后,清除局部血肿或肉芽组织,将骨折复位后以2枚克氏针交叉固定或松质骨螺钉内固定。术中注意保护尺神经,必要时做尺神经前移;不可过多地剥离骨折块内侧附着的肌腱等软组织,以防影响骨折块的血液供应;术中尽量使滑车关节面及尺神经沟保持光滑。对于骨骺未闭合的儿童骨折,内固定物宜采用2枚克氏针交叉固定,因克氏针固定操作简单、牢固,对骨骺损伤小且便于日后取出;丝线缝合固定不易操作且固定不牢固;螺丝钉内固定固然牢固,但对骨骺损伤较大,且不便日后取出。外固定时间一般为4~6周,较肘部其他骨折固定时间稍长,因为肱骨内髁骨折软骨成分较多,愈合时间较长。固定期满后拆除石膏,拍 X 线片示骨折愈合后拔除克氏针,行肘关节早期、主动功能练习。对于骨骺已闭合的或成人的肱骨内髁骨折,可采用切开复位 AO 重建板内固定术(图1-24)。

五、肱骨外髁骨折

肱骨外髁骨折是儿童肘部常见损伤,发病多在2~18岁,以6~10岁最为常见,亦有成人发生此类损伤。骨折块通常包括肱骨小头骨骺、滑囊外侧部分及干骺端骨质,故亦称为骨骺骨折。此类骨折多为关节内骨折,且肱骨小头与桡骨小头关节面对应。骨骺部分与骨的生长发育密切相关,如治疗不当,将留有肘部畸形,导致功能障碍及远期其他类型并发症。

(一)骨折类型

小儿肱骨外髁骨折的 Wadsworth 分类如下。

1.Ⅰ型

无移位。

2.Ⅱ型

有移位,但不旋转。

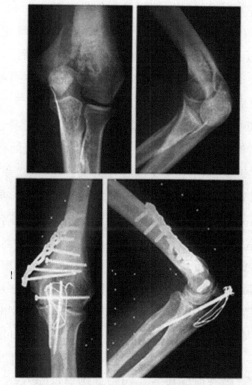

图 1-24 成人肱骨内髁骨折
采用尺骨鹰嘴截骨入路，AO 重建板内固定

3.Ⅲ型

外髁骨折块向外侧同时向后下反转移位。

4.Ⅳ型

Ⅳ型与通常骨折不同，多见于 13~14 岁儿童，肱骨小头与桡骨头碰撞发生，有骨软骨的改变。

(二)临床表现与诊断

肱骨外髁骨折的伤因多由间接复合外力造成，当儿童摔倒时手掌着地，前臂多处于旋前，肘关节稍屈曲位，大部分暴力由桡骨传至桡骨头，再撞击肱骨外髁骨骺而发生骨折。骨折后，肘部外侧肿胀并逐渐扩散，以致达整个关节。局部肿胀程度与骨折类型有明显关系，骨折脱位型肿胀最严重。肘外侧出现皮下瘀斑，逐渐向周围扩散，可达腕部。肘部外侧明显压痛，若为Ⅳ型骨折，则内侧也可有明显压痛，甚至发生肱骨下端周围性压痛。肘关节活动功能丧失，患儿常将肘关节保持在稍屈曲位，被动活动肘关节时出现疼痛，但前臂旋转功能多无受限。

肱骨外髁骨折线常呈斜形,由小头-滑车间沟或滑车外侧缘斜向髁上嵴。根据骨折类型不同,可出现尺骨相对于肱骨干的外侧移位。伸肌附着点的牵拉可使骨块发生移位。应与肱骨小头骨折相鉴别:外髁骨折包括关节面和非关节面两个部位,并常带有滑车的桡侧部分,而肱骨小头骨折只累及关节面及其支撑骨。

X线摄片时因骨片移位及投照方向造成多种表现,在同一骨折类型不同X线片中表现常不一致;加之儿童时期肘部的骨化中心出现和闭合时间相差甚大,部分X线表现仅是外髁的骨化中心移位。另外因肱骨外髁骨化中心太小,放射或临床医师常因缺乏经验而造成漏诊或误诊。有些病例X线片肱骨外髁干骺部未显示骨折裂痕,但有肘后脂肪垫征(八字征),在诊断是应加以注意。肘外伤后,肱骨远段干骺部外侧薄骨片和三角形骨片是诊断肱骨外髁骨折的主要依据,肘后脂肪垫征(八字征)是提示肘部潜隐性骨折的主要X线征象,要特别予以注意。诊断确有困难的病例可拍健侧相同位置的X线片加以鉴别,必要时可行CT或MRI检查以明确诊断。

(三)治疗

早期无损伤的闭合复位是治疗本病的首选方法。肱骨外髁骨折的固定方法是屈肘60°~90°前臂旋后位,颈腕带悬吊胸前,可使腕关节自然背伸,此时前臂伸肌群松弛,对骨折块的牵拉小;同时屈肘位肱三头肌紧张,有利于防止骨折块向后移位,又由于桡骨小头顶住肱骨小头防止其向前移位,因此,骨折较稳定。另外,从前臂伸肌群的止点在肱骨外上髁的角度来看,屈曲90°以上,前臂伸肌群的力臂减少,牵拉肱骨外髁的力变小,骨折将更稳定。但由于骨折后血肿的形成及手法复位时的损伤,可造成关节明显肿胀,屈肘角度太小会影响血液循环,所以不主张固定在小于屈肘60°的体位,以屈肘60°~90°固定为宜。

对于Ⅰ型和移位轻的Ⅱ型骨折(骨折移位小于2 mm),因其无翻转,仅用手法复位后小夹板或石膏托固定即可;但Ⅲ、Ⅳ型骨折,因骨折处有明显的旋转和翻转移位,由于前臂伸肌腱的牵拉,手法往往难以使骨折达到满意的复位,即使在透视下复位很好,外固定也很难保持满意的位置。可用手捏翻转、屈伸收展手法闭合复位,插钢针固定,或切开复位内固定。

手术方法:取肘后外侧切口,显露骨折后清除局部血肿或肉芽组织。可使用克氏针或AO接骨板内固定(图1-25)。与肱骨内髁骨折一样,对于骨骺未闭合的儿童,内固定物宜选用2枚克氏针交叉固定,螺丝钉固定比较稳固,但由于儿童肱骨外髁的结构特点,螺丝钉如使用不当易损伤骨骺而影响生长发育。术后外用长臂石膏托外固定4～6周,摄X线片证实骨折愈合后,去除石膏托,行肘关节功能练习。

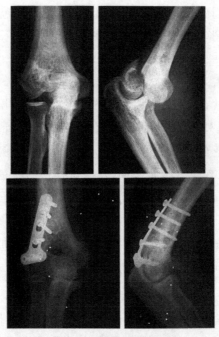

图 1-25　肱骨外髁骨折
AO斜 T 形解剖板内固定

(四)预后

肱骨外髁骨折是儿童肘关节创伤中最多见、最重要的骨折类型,常引起畸形愈合,会发生不同程度的髁间骨缺损,即鱼尾状畸形,无论复位好坏都可能发生这种畸形。它的发生是因骨折线经过骺板全层,愈合时局部产生骨桥。骨折同时也损伤了骺软骨的营养血管,使骨折面的软骨细胞坏死、吸收,使骨折间隙增大。骨折愈合后,肱骨内、外髁骨骺继续发育,而骨桥处生长缓慢以致停滞,最终发生鱼尾状畸形。所以,损伤年龄越小,骨折复位越不满意者,畸形就越明显。肱骨外髁骨折延迟愈合或不愈合以及鱼尾状畸形是造成肘外翻的原因。延迟手术治疗(伤后 3 周),也可导致骨折块的坏死和肘外翻畸形。此外,还可以引起肱骨外髁增大、肱骨小头骨骺早闭、肱骨小头骨骺缺血性坏死、肱骨外上髁骨骺提前骨化等后遗症。

六、肱骨小头骨折

Hahn 在 1853 年第一次提出,Kocher 自 1896 年起对此骨折倾注了许多精力进行研究,又称之为 Kocher 骨折。肱骨小头骨折是一种不太常见的肘部损伤,各种年龄组均可发生。单纯肱骨小头骨折以成年人多见,合并部分外髁的肱骨小头骨折多发生在儿童。本骨折是关节内骨折,常因有些骨折较轻,骨折片较小且隐蔽而容易漏诊或误诊,从而导致延误治疗。

(一)骨折分类

Kocher 和 Lorenz 将肱骨小头骨折分为两类。

1.Ⅰ型

完全骨折又称 Hahn-Steinthal 型,骨折发生在肱骨小头基底部,骨折线位于冠状面,包含一个较大块骨质的小头,亦可累及相邻的滑车桡侧部。

2.Ⅱ型

部分骨折又称 Kocher-Lorenz 型,主要累及关节软骨,几乎不包含骨组织。

Wilson 又提出了第Ⅲ型,即关节面向近侧移位,且嵌入骨组织,也有人将其称为肱骨小头关节软骨挫伤,是致伤外力不足导致发生完全或部分骨折,早期行普通 X 线检查多不能明确诊断。

(二)临床表现与诊断

肱骨小头骨折常由桡骨头传导的应力所致,故有时可合并桡骨头骨折。最为常见的致伤方式是跌倒后手掌撑地,外力沿桡骨传导至肘部;或跌倒时处于完全屈肘位,外力经鹰嘴冠状突传导撞击肱骨小头所致。急诊患者除了肘关节积血肿胀、活动受限以外,局部症状不突出,多于拍照 X 线片时发现,前臂旋转不受限制是其特点。临床上应注意将肱骨小头骨折与外髁骨折进行鉴别。外髁的一部分即关节内部分是肱骨小头骨折,不包括外上髁和干骺端;而外髁骨折除包括肱骨小头外,还包括非关节面部分,常累及外上髁。

其典型 X 线表现如下:侧位片常常可以看到肱骨下端前面,相当于滑车平面有一薄片骨块影,因骨折块包含有较大的关节软骨,故实际的骨折片要比 X 线片所显示的影像大得多。值得注意的是侧位片上一般很难发现骨折块的来源,需要观察其正位 X 线片究其来源。正位片由于肱骨小头骨折块大都移位于肱骨下端前方,与肱骨远端重叠,故在肘关节正位片上一般都看不到骨折块影而易致漏诊。但如仔细观察其正位 X 线片,可以发现其肱桡关节间隙增宽,肱骨侧关节面毛糙,失去正常关节面的光滑结构。如出现此典型改变,再加上侧位片肱骨前下端有骨折块影出现,一般不难做出肱骨小头骨折的诊断。

(三)治疗

争议颇多,包括非手术方法(进行或不进行闭合复位)、骨块切除及假体置换。不论是采取闭合或切开复位,都应争取获得解剖复位,因为即使轻度移位亦可影响关节活动。若不考虑骨折类型,要想获得良好疗效,术后康复至关重要。

1.非手术治疗

对无移位骨折可行石膏后托固定 3 周。对成人移位骨折,并不建议闭合复位;儿童和青少年移位骨折,可首选闭合复位,可望获得快速而完全的骨愈合。

如有可能,可对 Ⅰ 型骨折试行闭合复位,伸肘位对前臂进行牵引,直接对骨折处进行施压以获得复位。对肘部施加内翻应力,可使外侧开口加大,有利于骨折复位。一旦复位满意,应保持屈肘,由桡骨头的挤压作用来维持骨折块的复位。尽管有人强调应在最大屈肘位固定以维持复位,但应注意对严重肿胀者应减少屈肘,以防出现缺血性挛缩。前臂旋前有助于桡骨头对骨折块的稳定作用。完全复位后,应将肘部制动 3～4 周。

2.手术治疗

手术难度较大,因为即使获得了解剖复位,也做到了术后早期活动,仍可能发生部分或完全性的肘关节僵硬。

因骨折块位于关节囊内,并且常旋转 90°,充分的手术显露很有必要。可采取后外侧入路,在肘肌前方进入关节,注意保护桡神经深支。此切口稍偏前方,优点是术中可以避开后方的肱尺韧带,减少发生后外侧旋转不稳定的危险,且不易损伤桡神经深支。若术中或原始损伤累及了后外侧韧带复合体,应在术中行一期修补,并可将其与骨骼进行锚式固定,术后将前臂置于旋后位短期制动,以维护这种修补术的效果。

术中固定可采用松质骨螺钉、克氏针及可吸收螺丝钉固定骨折块,其中以松质骨螺钉的固定效果最好,螺丝钉可自后方向前旋入固定。手术目的是恢复关节面解剖,并给予稳定固定,以允许术后早期活动。若骨折块不甚粉碎,复位满意后用松质骨螺钉固定稳定可靠,术后则不必进行制动,可立即进行屈伸功能锻炼,临床疗效较为满意。对粉碎严重的骨折,普通螺钉或克氏针固定常很难达到理想效果,则可采用外固定架固定。若骨折块太小或严重粉碎,则可考虑行碎骨块切除。对移位骨折,Smith 认为骨折块切除的疗效优于进行闭合或切开复位,并建议早期行切除术,而不是伤后 4～5 天血肿和渗出开始机化时手术。术后只用夹板或石膏制动 2～3 天即可开始进行关节活动。骨折块切除术后发生桡骨向近端移位和下尺桡关节的异常并不多见。如果确实因骨折块太小,无法进行复位及固定,遗留在关节内又将成为游离体,进行早期切除有助于功能恢复;但对完全骨折,尤其是骨折累及滑车桡侧时,早期进行骨折块的切除显然不合适,将造成关节活动受限和外翻不稳定。

Jakobsson 建议用金属假肢来重建肱骨远端关节面,以避免发生肱骨小头骨折块的无菌性坏死和维持肘关节稳定性,但此种治疗没有得到普遍开展。

对陈旧性骨折伴明显移位而影响肘关节功能时,无论受伤时间长短,都应将骨折块切除。通过手术包括软组织松解、理疗和功能锻炼,肘关节功能将得到明显改善。反之,如行切开复位内固定,即使达到解剖复位,效果也不理想。

七、肱骨内外上髁骨折

每一个上髁都有自己的骨化中心,这在儿童肘部损伤中有其特殊的意义,因为相对于富有张力的侧副韧带,骨骺生长板本身是一个薄弱点。由于撕脱应力的作用,在儿童发生的内上髁骨折常常是一个骨骺分离。在成人,原发的、单纯的上髁骨折比较少见,大多与其他损伤一起发生。

(一)肱骨内上髁骨折

内上髁的骨化中心直到 20 岁才发生融合,是一个闭合比较晚的骨骺,也有人终生不发生融合,应与内上髁骨折相鉴别。儿童或青少年发生肘脱位时,可合并内上髁撕脱骨折,骨折块可向关节内移位,并停留在关节内,影响肘脱位的复位。20 岁后再作为一个单独的骨折出现或合并肘脱位则比较少见。若内上髁骨化中心与肱骨远端发生了融合,成人就不大可能因撕脱应力导致骨折。成人内上髁骨折并不局限于骨化中心的原始区域,可向内髁部位延伸。因内上髁在肘内侧突出,易受到直接暴力,故成人比较多见的是直接暴力作用于内上髁所致的单纯内上髁骨折,这也是成人内上髁骨折的特点之一。尺神经走行于内上髁后方的尺神经沟,发生骨折时可使其受到牵拉、捻挫,甚至连同骨折块一起嵌入关节间隙,导致尺神经损伤。

1.肱骨内上髁骨折的分类

(1)Ⅰ型:内上髁骨折,轻度移位。

(2)Ⅱ型:内上髁骨折块向下、向前旋转移位,可达肘关节间隙水平。

(3)Ⅲ型:内上髁骨折块嵌夹在肘内侧关节间隙,肘关节实际上处于半脱位状态。

(4)Ⅳ型:肘向后或后外侧脱位,撕脱的内上髁骨块嵌夹在关节间隙内。

2.临床表现与诊断

前臂屈肌的牵拉可使骨折块向前、向远端移位。内上髁区域肿胀、甚至皮下淤血,并存在触痛和骨擦音等特点。腕、肘关节主动屈曲及前臂旋前时可诱发或加重疼痛。应仔细检查尺神经功能。

对青少年患者,应将正常的骨化中心与内上髁骨折进行鉴别,拍摄健侧肘部X线片有助于诊断。

3.治疗

对轻度移位骨折或骨折块嵌顿于关节间隙内的治疗已达成共识。若骨折无移位或轻度移位,可将患肢制动于屈肘、屈腕、前臂旋前位7~10天即可。如果骨折块嵌顿于关节内,则应尽早争取手法复位,可在伸肘、伸腕、伸指、前臂旋后位,使肘关节强力外翻,重复创伤机制,利用屈肌群的紧张将骨折块从关节间隙拉出,变为Ⅱ型损伤,然后用手指向后上方推挤内上髁完成复位,以X线片证实骨折复位满意后,用石膏或夹板制动2~3周。

中度或重度移位骨折的治疗至今仍存争议,有三种方法可供选择:①手法复位,短期石膏制动。②切开复位内固定。③骨折块切除。

Smith认为,对患者来说获得纤维愈合与获得骨性愈合的最终结果是一样的。支持手术治疗者认为,移位的内上髁骨块可导致出现晚期尺神经症状及屈腕肌力弱和骨折不愈合,行外翻应力试验检查时会产生肘关节不稳定,并把上述并发症作为手术治疗的理由。但对于骨折块移位超过1cm者,笔者认为应行手术切开复位内固定,可选用两枚克氏针交叉固定或螺钉内固定(图1-26)。

(二)肱骨外上髁骨折

临床上非常少见,实际上,有很多学者怀疑它在成人是否是一个单独存在的骨折。外髁的骨化中心较小,在12岁左右出现,一旦骨化中心与主要部分的骨骼融合,撕脱骨折更为少见。外上髁与肱骨外髁平坦的外侧缘几乎在一个水平,遭受直接暴力的机会很少。治疗原则类似于无移位的肱骨外髁的治疗,包括对肘部进行制动,直至疼痛消失,然后开始功能活动。

八、肱骨远端全骨骺分离

肱骨远端骨骺包括外上髁、肱骨小头、滑车和内上髁四个骨骺,借助软骨连成一体。肱骨远端全骺分离是指包括肱骨下端骨骺线水平、肱骨小头和滑车骨骺与肱骨干在水平轴上的分离,婴幼儿童时期肱骨远端为一大片较为扁平薄弱的软骨,在解剖学上不能属于肱骨髁的范围,其实质是一种关节内的骨骺损伤,虽然其损伤机制与髁上骨折相同,但在部位上不同于髁上2cm的骨折。儿童肱骨远端全骨骺分离骨折是儿童肘部损伤中较少见的一种类型,多发生于1~6岁学龄前儿童,因肱骨远端四块骨骺尚未完全骨化,或分离四块骨骺中仅见肱骨小头骨骺,X线检查不能显示其全貌,常因此发生误诊。

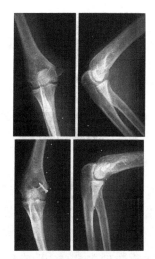

图 1-26　肱骨内髁骨折螺钉内固定

(一)骨折分类

根据 Salter-Harris 对骨骺损伤分类方法,肱骨远端全骨骺分离可分为Ⅰ型及Ⅱ型损伤。

(1)Ⅰ型:多见于 2 岁以下的婴幼儿,骨折线自外侧缘经过生长板与干骺端相连接的部位达到内侧,造成了生长板以下骨骺的分离移位。

(2)Ⅱ型:多见于 3 岁以上的儿童。根据肱骨干骺端骨折块的位置和全骨骺分离移位方向,Ⅱ型损伤又可分为两种亚型。①Ⅱa 亚型:为骨折线自外侧缘横形至鹰嘴窝内侧部分转向上方,造成干骺端内侧有骨块伴随内移位,其骨块多呈三角形,称为角征,此亚型常见,是肱骨远端全骨骺分离典型 X 线表现。②Ⅱb 亚型:骨折线自内侧缘横形至鹰嘴窝外侧转向上方,在干骺端外侧有薄饼样骨折片,称为板征。肱骨小头骨骺与尺桡骨近端一起向外侧移位,移位程度较Ⅱa 型轻,侧位片显示肱骨小头骺和骨片有移位。

(二)临床表现及诊断

患者有明显肘外伤史,伤后肘部肿痛,肱骨远端压痛。典型 X 线表现为分离的肱骨远端骨骺与尺桡骨近端一起向同一方向移位,桡骨近段纵轴线总是通过肱骨小头骨骺中心,常伴有肱骨干骺端骨块游离。由于这一时期肱骨远端 4 块骨骺中,只有肱骨小头骨骺发生骨化,在 X 线片上不能见到其他 3 块骨骺核。因此,肱骨远端全骨骺分离,常以肱骨小头骨骺的位置作为 X 线诊断的主要依据。判定肱骨小头骨骺与桡骨近段纵轴线的关系,肱骨小头骨骺与肱骨干骺端的对应关系,尺桡骨近端与肱骨干骺端对应关系,从X线照片上可见的影像去分析判定不显影部分的损伤,就可减少对肱骨远端全骺分离的误诊和漏诊。在 X 线片,除正常肘关节外,如果见到桡骨近段纵轴线通过肱骨小头骨骺中心,则应考虑为肱骨髁上骨折或是肱骨远端全骨骺分离。但髁上骨折在肱骨干骺端可见骨折线。在肱骨干骺端有分离的骨折块伴随移位,就是Ⅱ型骨骺损伤,否则就是Ⅰ型骨骺损伤。

(三)治疗

肱骨远端全骨骺分离骨折属关节内骨折,复位不佳对关节功能多有影响及出现外观畸形,且涉及多个骨化中心,故应尽可能解剖复位。应该采用闭合复位还是手术切开复位,尚有争论。许多作者推崇闭合复位外固定,我们认为应根据具体情况,若局部肿胀不明显,且闭合复位后骨折对位稳定,则可仅作外固定。但如局部肿胀明显,由于骨折断面处为软骨,断端多较光整,仅靠单纯外固定很难维持断端的稳定,复位后若再移位则难免出现畸形,故应尽早行手术切开复位内固定。术中宜采用克氏针内固定,尽量减少损伤次数,若用1枚克氏针固定较稳定,则不必用交叉双克氏针。因小儿的生理特点,其愈合相当快,常在受伤1周后就有骨痂生长,故我们主张宜早期复位。一般在 3 周以内均可考虑手术,但在 3 周左右,骨折实际上已基本上愈合,周围骨痂亦生长多时,切开复位意义不大,可待以后出现后遗畸形再矫形。

第六节 肱二头肌长头肌腱断裂

肱二头肌是上臂腹侧的主要肌肉,是强有力的屈肘肌,同时也是前臂的旋后肌。在遭受强有力的收缩或肌腱退变的基础上因一定外力作用,可发生断裂,肱二头肌腱断裂多发生于长头腱。本病属中医"筋断""筋绝"的范畴。临床主要特征是突然肩痛和屈肘功能减弱。

一、病因病理

正常的肱二头肌腱很少发生断裂,年轻人多在缺少准备而强力收缩时使肱二头肌腱发生断裂。中年人则因原有不同程度的退行性改变,大结节、小结节及结节间沟有骨赘存在,或肱二头肌腱在结节间沟有粘连,一旦强烈收缩而发生撕裂。许多职业因需要上臂维持外展内旋位,肌腱正对小结节,不但有滑脱倾向,并且增加了肌腱与骨的摩擦,促进变性,更容易断裂。大部分断裂由肱二头肌强力收缩所致的间接暴力引起,极少数在肩部外伤中因直接暴力造成。

断裂最多发生在二头肌腱刚穿出关节囊处的下方之处。断裂的近侧段为活动的关节囊内侧部分,远段相对固定并与肌腹相连接。断裂处为肌腱活动与固定区的交界点。少数断裂发生于盂上粗隆长腱起点处,或肌腹与肌腱交界处,甚至肌腹本身断裂。二头肌腱止点,也可发生断裂。

肱二头肌腱断裂通常为完全性,偶见部分性断裂。完全断裂时肌腱常卷曲在结节间沟以下,部分性断裂者撕裂的纤维可以重新附着于二头肌沟。

二、临床表现与诊断

正常或仅有轻度变性的肌腱发生断裂时,常有二头肌抗阻力强烈收缩的外伤史,伤时可闻及尖锐的撕裂声,伴有肩痛,并放射至上臂的前面。肌腱严重变性者,多无明显外伤或只有轻伤,表现为肩部无力或隐约不适,容易误诊为腱滑膜炎或一般扭伤。

最明显的体征是丰满的肱二头肌肌腹位置异常。近段完全断裂者,在两肘同时用力屈曲时进行比较,可见病侧肌腹下移至上臂下,松软而肌张力较健侧低,肱二头肌与三头肌间的间隙增大。部分性撕裂时,肌腹位置和大小取决于撕裂范围以及肌腹从断裂处回缩的距离。横过肌腹的断裂可形成裂隙,其大小则取决于撕裂肌纤维的数量。

如断裂发生在肌腱的无血管区,则无瘀斑出现。发生在肌腹或肌腹与肌腱交界处,可在上臂前下方形成瘀斑或出现血肿。新鲜断裂者,有自发疼痛,按压肌肉或二头肌沟时有压痛,出现功能障碍,上臂无力。慢性或陈旧性断裂者,只有少许酸痛,功能障碍轻微,常仅有旋转和外展受限。检查二头肌腱断裂有几种试验,其中以 Yergarson 征最有价值,即屈肘抗阻力旋后时疼痛,并牵涉至肩前内方。

三、治疗

对于慢性损伤的老年患者,或陈旧性肌腱断裂,但无功能障碍者,可采用非手术治疗。

（一）手法治疗

急性期以轻手法为主,慢性期手法宜稍重,施行手法时,先用拿法,由远至近捏拿肱二头肌肌腹及肌腱,以疏通筋络。然后由上臂的远端向肩部顺推5～6次,以理顺筋络、舒筋活血。

(二)固定方法

急性损伤者,一般将患肢用三角巾悬吊胸前位 3～4 周。

(三)医疗练功

早期宜做握拳和腕部的功能锻炼,解除固定后应加强肩及肘关节的功能活动。

(四)药物治疗

1.内服药

(1)血瘀气滞证:肩部肿胀,或见瘀斑,上臂可扪及隆起包块,疼痛拒按,功能受限。舌质暗或有瘀斑,苔白或薄黄,脉弦或涩。治以活血化瘀、行气止痛,方用活血止痛汤、活血舒筋汤。

(2)筋脉失养证:伤后迁延,局部酸痛,喜揉喜按,肩部无力,肌肉萎缩。舌淡胖,苔白滑,脉沉弦或涩。治以养血壮筋,方用壮筋养血汤加减。

2.外用药

局部瘀肿者,可外敷双柏散、消炎散、消瘀止痛药膏等。陈伤者,可外擦正红花油、万花油等。

(五)手术治疗

喙突是提供肱二头肌长头附着的最合适部位,能保持其屈肘功能,但有时肌腱远段不能达到喙突,尤其是陈旧性者,则可采用肱二头肌沟作为次选附着部位。

肌腹或肌腹肌腱交界处的断裂,宜作较深的"8"字形间断缝合;不够牢固者,可应用阔筋膜加固。陈旧性断裂需要切除较多瘢痕者,常需筋膜移植加固。

手术取肩部前上方切口,自喙突水平至上臂中段,辨清断裂部位,仔细游离肌腱和肌腹,注意避免伤及肌皮神经。探查二头肌沟,寻找近侧肌腱,如果回缩在关节内,则沿喙肱韧带打开关节囊,切除囊内游离肌腱。显露喙突并在其尖端作 1.5 cm 垂直切口,延长至联合肌腱,骨膜下显露后,在喙突上做一小沟,将二头肌腱远侧断端穿过此沟,在轻度张力下,用尼龙线固定之,并将该肌腱的近侧 5 cm 长与联合肌腱缝合。

肌腱不能附着于喙突者,在二头肌沟上选好固定点,用骨凿凿至有血溢出,然后把肌腱置于沟中,间断缝合固定于沟内,并通过横韧带下方,也可用门字钉固定肌腱。

术后应用颈腕吊带,第 1 天开始摆动上臂,每 3～4 小时活动 1 次。第 4～5 天去除颈腕吊带,增加摆动范围,以不痛为限。3 周末可以开始日常活动,功能完全恢复需 3～4 个月。

第七节　肱二头肌长头肌腱滑脱

　　本病又称肱二头肌长头肌腱脱位,是指肱二头肌长头滑离结节间沟,停留于肱骨小结节或肩胛下肌之上。

　　肱二头肌长头肌腱起于肩胛骨盂上结节,向下越过肱骨头进入结节间沟。结节间沟的内侧为小结节、肩胛下肌和胸大肌,外侧为大结节、冈上肌和冈下肌,沟的前侧覆盖横韧带,肱二头肌长头就处于此纵行的骨纤维管内。肩关节活动时肌腱在沟内有一定的滑动,尤其是肩外展、外旋时滑动的范围较大。

一、病因病理

　　退行性变为内因,外因则为损伤。肱二头肌肌腱由肱骨横韧带维持在结节间沟中,横韧带的近端有旋转袖的纤维加强。横韧带纤维过度牵张或撕裂时,可造成肌腱的半脱位或脱位,结节间沟过浅时更易发生。上臂处于内旋位置时,肌腱也易于从沟壁弹起,此时小结节犹如滑车,肌腱处于机械学上最不利的位置,旋转袖以及大小结节的退行性改变也可增加肌腱的松弛度。多为结节间沟前方肱骨横韧带撕裂,肌腱滑脱于肌腱沟外。

二、临床表现与诊断

　　老年人因有退行性变基础较为多见,而年轻发病者多有急性外伤史。在剧烈运动扭伤后,立即发生疼痛,肩部可感觉到或听到尖锐的拍打声。肩部肿胀、屈肘位旋转上臂时发出弹响声,系因肩外旋时肌腱滑出腱沟,内旋时又滑回沟内所引起。检查时可一手固定患者于屈肘 90°位,并做内外旋转,另一手在二头肌腱最上端处触摸,可以明确感觉到肌腱在腱沟内滑进滑出,并有疼痛。

　　X 线检查特殊位置摄片可以发现腱沟变浅或其他异常。

三、治疗

(一)手法治疗

　　令患者坐位。术者一手四指放于患侧肩上部,掌心对着腋前侧,拇指放于三角肌前缘的 1/3 处,用力抵住肱骨颈部(肱二头肌长头肌腱处),另手握患腕部,掌心向前,肩外展至 60°,并前屈 40°,两手对抗牵引。在牵引下将患者前臂逐渐旋后,并将肩放回至 40°外展位,将放下的前臂尽量旋后。此时,用拇指掌面桡侧用力向外上推擦滑脱的肱二头肌长头肌腱,同时将患肢作急剧旋前活动,即可复位。如肱二头肌长头肌腱向上嵌入肌腱管内,则须在肱二头肌肌腱及腱联合处弹拨,将嵌入的肌腱向外拨出再行复位。

(二)固定方法

可屈肘位悬吊上肢制动 2～3 周。避免外展、外旋。

(三)医疗练功

解除制动后,应立即进行上肢主动的功能活动。

(四)药物治疗

1.内服药

(1)血瘀气滞证:肩部肿胀,或见瘀斑,上臂可扪及隆起包块,疼痛拒按,功能受限。舌质暗或有瘀斑,苔白或薄黄,脉弦或涩。治以活血化瘀,行气止痛,方用活血止痛汤、活血舒筋汤。

(2)筋脉失养证:伤后迁延,局部酸痛,喜揉喜按,肩部无力,肌肉萎缩。舌淡胖,苔白滑,脉沉弦或涩。治以养血壮筋,方用壮筋养血汤加减。

2.外用药

局部瘀肿者,可外敷双柏散、消炎散、消瘀止痛药膏等。陈伤者,可外擦正红花油、万花油等。

(五)封闭疗法

如疼痛剧烈,可在沟内作醋酸氢化可的松(或确炎舒松 A)和普鲁卡因局部封闭,常能缓解症状。一旦急性症状消退,立即开始主动活动。

(六)手术治疗

非手术治疗无效者,可考虑手术固定肌腱。在肩胛盂上方肱二头肌长头起点处切断肌腱附着点,年轻患者将该腱远段固定于喙突,老年人则附着于喙突或二头肌沟均可,根据损伤病理情况而定。术中应仔细检查肩峰下区和喙肩弓,上臂外展时,肱骨大结节如与喙肩弓碰撞,必须予以纠正。有人认为在做肱二头肌腱的任何手术时,都宜切除喙肩韧带甚至前突的肩峰,以保证肱骨头的充分活动,从而发挥二头肌腱的作用。术后三角巾悬吊,4 周后开始活动。6 周后可以充分练习活动。

第二章

肘部及前臂损伤

第一节　尺骨鹰嘴骨折

一、损伤机制

直接暴力作用于肘关节后侧面,即尺骨鹰嘴后方,跌落伤致上肢受伤,间接作用于肘关节,均可发生鹰嘴骨折。不容置疑的是,肌肉肌腱的张力,包括静态和动态,所产生的应力决定了骨折出现的类型和移位程度。若肘关节遭受到了特别大的暴力或高能量损伤,强大的外力直接作用于前臂近端后侧,使尺桡骨同时向前移位,由于肱骨滑车对尺骨鹰嘴的阻挡,致使其在冠状突水平发生骨折,在骨折端和肱桡关节水平产生明显不稳定。表现为鹰嘴的近骨折端常常向后方明显移位,而尺骨的远骨折端则会和桡骨头一起向前方移位,称为"骨折脱位"或"经鹰嘴的肘关节前脱位"。由于常常是直接暴力创伤所致,故鹰嘴或尺骨近端的骨折大多呈粉碎状,而且多合并有冠状突骨折。这种损伤比单纯的鹰嘴骨折要严重得多。如果尺骨鹰嘴或尺骨近端骨折不能获得良好的解剖复位和稳定的内固定,则易出现持续性或复发性畸形。

二、临床表现

由于尺骨鹰嘴骨折属关节内骨折,所有的尺骨鹰嘴骨折都包含有某种程度的关节内部分,故常常发生关节内出血和渗出,这将导致鹰嘴附近的肿胀和疼痛。骨折端可以触及凹陷,并伴有疼痛及活动受限。肘关节不能抗重力伸肘是可以引出的一个最重要体征。它表明肱三头肌的伸肘功能丧失,伸肌装置的连续性中断,并且这个体征出现与否常常决定如何确定治疗方案。因为尺骨鹰嘴骨折有时合并尺神经损伤,特别是在直接暴力导致严重、广泛、粉碎性骨折时,更易合并尺神经损伤,故应在确定治疗方案之前仔细判断或评定神经系统的功能,以便及时进行处理。

三、放射学检查

在评估尺骨鹰嘴骨折时,最容易出现的一个错误是不能坚持获得一个真正的肘关节侧位X线片。在急诊室常常获得的是一个有轻度倾斜的侧位X线片,它不能充分判断骨折线的准确长度、骨折粉碎的程度、半月切迹处关节面撕裂的范围以及桡骨头的任何移位。应尽可能获得一个真正的肘关节侧位X线片,以准确掌握骨折的特点。前后位X线平片也很重要,它可以呈现骨折线在矢状面上的走向。若桡骨头也同时发生了骨折,在侧位X线片上可以沿骨折线出现明显挛缩,并且没有成角或移位。

四、骨折分类

有几种分类方法,每一种分类都有其优缺点,但没有一种分类能够全面有效地指导治疗以及合理地选择内固定物。有些学者将鹰嘴骨折仅分为横形、斜形和粉碎性3种类型。有的将其分为无移位或轻度移位骨折、横形或斜形移位骨折、粉碎性移位骨折以及其他4种类型。Home(1981年)按骨折线位于关节面的位置将骨折分为近侧中段和远侧三种类型。Holdsworth(1982年)增加了开放骨折型。Morrey(1995年)认为骨折移位超过3 mm应属移位骨折。Graves(1993年)把儿童骨折分为骨折移位＜5 mm、骨折移位＞5 mm和开放骨折3型。Mayo Clinic提出的分型如下:1型,无移位,1a型为非粉碎性骨折,1b型是粉碎性骨折;2型,骨折移位,但稳定性良好,移位＞3 mm,侧副韧带完整,前臂相对于肱骨稳定,2a是非粉碎性骨折,2b属粉碎性骨折;3型,骨折移位,不稳定,前臂相对于肱骨不稳定,是一种真正的骨折脱位,3a无粉碎性骨折,3b有粉碎性骨折。显然,对粉碎性骨折、不稳定者治疗最困难,预后也最差。

现在临床上应用比较流行的是Colton(1973年)分类,它简单实用,易于反映骨折的移位程度和骨折形态。1型,骨折无移位,稳定性好;2型,骨折有移位,又分为撕脱骨折、横断骨折、粉碎性骨折、骨折脱位。无移位骨折是指移位＜2 mm,轻柔屈曲肘关节至90°时骨折块无移位,并且可抗重力伸肘,可以采取保守治疗。

(一)撕脱骨折

在鹰嘴尖端有一小的横形骨折块(近骨折端),与鹰嘴的主要部分(远骨折端)分开,最常见于老年患者。

(二)斜形和横形骨折

骨折线走行呈斜形,自接近于半月切迹的最低处开始,斜向背侧和近端,可以是一个简单的斜形骨折,也可以是由于矢状面骨折或关节面压缩性骨折所导致的粉碎性骨折折线的一部分。

(三)粉碎性骨折

粉碎性骨折包括鹰嘴的所有粉碎性骨折,常因直接暴力作用于肘关节后方所致,常有许多平面的骨折,包括较常见的严重的压缩性骨折块,可以合并肱骨远端骨折、前臂骨折以及桡骨头骨折。

(四)骨折-脱位

在冠状突或接近冠状突的部位发生鹰嘴骨折,通过骨折端和肱桡关节的平面产生不稳定,使得尺骨远端和桡骨头一起向前脱位,常继发于严重创伤,如肘后方直接遭受高能量撞击等。更为重要的是,骨折的形态决定了这种骨折需要用钢板进行固定,而不是简单地用张力带固定。

五、治疗方法

(一)无移位的稳定骨折

屈肘 90°固定 1 周,以减缓疼痛和肿胀;然后在理疗师的指导下进行轻柔的主动屈伸训练。伤后 1 周、2 周、4 周复查 X 线片,防止骨折再移位。

(二)撕脱骨折

撕脱骨折首选张力带固定(图 2-1),亦可进行切除术,将肱三头肌腱重新附着,主要是根据患者的年龄等具体情况来决定。

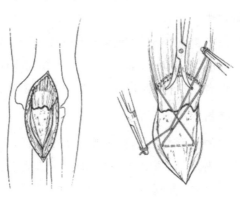

图 2-1　张力带钢丝

(三)无粉碎的横断骨折

无粉碎的横断骨折应行张力带固定。可采取半侧卧位,肘后方入路,注意保护肱三头肌腱在近骨折块上的止点,可用6.5拉力螺丝钉加钢丝固定;若骨折块较小,则可用 2 枚克氏针加钢丝盘绕固定(图 2-2)。

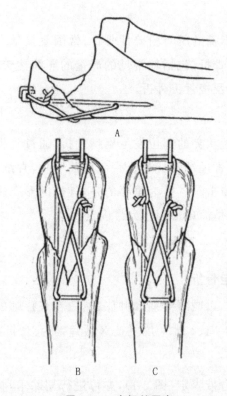

图 2-2 8 字钢丝固定

(四)粉碎的横断骨折

粉碎的横断骨折应行钢板固定。若用张力带固定,可导致鹰嘴变短,活动轨迹异常,关节面变窄,造成关节撞击,活动受限。最好用克氏针加钢丝,再加上钢板固定。有骨缺损明显者,应行一期植骨,以防止关节面塌陷和鹰嘴变形。

(五)伴有或不伴有粉碎的斜形骨折

伴有或不伴有粉碎的斜形骨折用拉力螺钉加钢板固定最为理想,有时亦可用张力带加拉力螺丝钉固定,或用重建钢板固定,1/3 管状钢板易失效。重建钢板不要直接放置在尺骨背侧,否则极易出现伤口的问题,可沿尺骨外侧缘固定。若骨折粉碎,则不宜用张力带固定,最好用钢板固定并行植骨术。重建钢板在强度上优于 1/3 管状钢板,且厚度小于 DCP,钢板近端的固定非常重要,可使用松质骨螺丝钉,但注意不要进入关节内。

(六)斜形骨折

斜形骨折适宜于拉力螺丝钉固定,比较理想的是拉力螺钉加中和钢板,或拉力螺钉通过中和钢板的钉孔拧入。对骨折端的加压应小心。

(七)单纯的粉碎性骨折

无尺骨和桡骨头脱位以及无前方软组织撕裂者,可行切除术,肱三头肌腱用不吸收缝线重新附着于远骨折端,术后允许肘关节早期活动。重要的是要保持侧副韧带,特别是内侧副韧带前束的完整,以保证肘关节的稳定。若骨折累及尺骨干,则不能进行切除术,可行张力带加钢板固定,有骨缺损者应一期植骨。

(八)骨折脱位型

骨与软组织损伤严重,应切开复位内固定,可用钢板加张力带固定。骨折块的一期切除应慎重,否则可致肘关节不稳定。

(九)开放性骨折

内固定并不是禁忌,但需彻底清创。若对鹰嘴的软组织覆盖有疑问,应行局部皮瓣或游离组织转移。有时可延期行内固定治疗。

第二节 尺骨冠突骨折

尺骨冠突是尺骨半月关节面的一部分,它可阻止尺骨向后脱位,阻止肱骨向前移位,防止肘关节过度屈曲对维持肘关节的稳定性起重要作用。冠突边缘有肘关节囊附着,前面为肱肌附着部,尺骨冠突骨折常合并肘关节脱位及肘部骨折,临床上并不少见,常见报道 15% 肘关节后脱位患者可合并尺骨冠突骨折。而单纯的尺骨冠突骨折较少,多为肱肌猛烈收缩牵拉造成的撕脱性骨折。冠突骨折常并发肘关节的后脱位,如处理不当,可产生创伤性关节炎、疼痛和功能障碍。

一、应用解剖和损伤机制

尺骨冠突在尺骨鹰嘴切迹前方,与鹰嘴共同构成切迹,冠突在切迹之前方与肱骨滑车形成关节,并与外侧桡骨头一起构成肘关节(尺肱桡关节),借助环状韧带,尺桡骨紧密相合,并互成尺桡上关节。尺骨冠突不仅是肱尺关节的主要组成部分,而且也是肘关节内侧副韧带前束、前关节束和肱肌的附着点,起阻止肱二头肌、肱肌和肱三头肌牵拉尺骨向肘后移位的作用,是维持肘关节稳定的主要结构。

冠突有 3 个关节面,与滑车关节面相合,关节面互相移行。冠状高度是指尺骨冠突尖到滑车切迹的最低点的垂直距离,高的为 1.5 cm,低的 0.9 cm,儿童的发育 4 岁时最快,至 14～16 岁大致长成。

当暴力撞击手掌,冠突受到传导应力,与肱骨滑车相撞。若暴力足以大到引起冠突骨折时,会造成冠突不同程度的骨折,进而发生肘关节后脱位。研究表明,冠突的损伤会对肘关节的稳定性产生影响;与此同时,附着于冠突前下的肱肌强力收缩还引起间接暴力的冠突撕脱骨折。

二、临床分类

Regan 和 Marry 在 1984 年将冠突骨折分 3 种类型(图 2-3)。

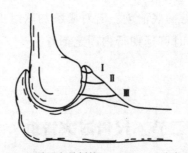

A. 尺骨冠突骨折的Regan-Morrey分类

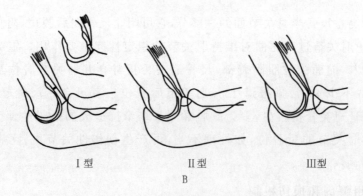

I 型　　II 型　　III 型
B

图 2-3　尺骨冠突骨折的分类分型

（一）Ⅰ型骨折

冠突尖小骨片骨折（又称撕脱骨折），骨块常游离关节腔内或附着于关节囊壁上。

（二）Ⅱ型骨折

50%的冠突骨折，伴肘关节不稳定，临床上往往行手法石膏外固定，必要时行切开复位内固定。

（三）Ⅲ型骨折

冠突基底部骨折如有移位常伴肘关节后脱位。如冠突骨折无移位者，可单纯石膏固定。临床上偶见冠突纵形骨折合并尺骨鹰嘴骨折，治疗方法同尺骨鹰嘴。

根据解剖及临床文献报道，尺骨冠突内侧缘高度1/2处为尺侧副韧带前束的附着部，冠突骨折常合并该韧带的损伤，而尺侧副韧带前束是肘关节内侧副韧带的主要结构，对肘关节内侧稳定具有重要作用。因此，尺骨冠突骨折的分型应考虑尺侧副韧带前束损伤情况。

此外，还按骨折形态分类，斜形抑或横形骨折，通过冠突骨折与否各有异同，其预后亦有不同。O'Driscoll从冠突关节面作了骨折分类。

三、诊断

临床上出现的关节肿胀、出血和肘关节的功能障碍情况，仅能提示可疑骨折，而借以确诊的唯一依据是作X线检查，可见冠突残缺和骨折线，骨片上移，偶可进入肱尺关节囊内，影响功能。从X线片上观察半月切迹是否圆滑，若不圆滑而出现阶梯样，则提示发生骨折，可作为诊断的一个重要指标。骨片进入关节内，以CT扫描最形象地描记出部位、骨片大小，必要时亦可行CT三维重建检查。

四、治疗

（一）非手术治疗

非手术治疗适用于冠突骨折骨块小或没有移位的患者。仅用石膏托固定，肘关节于屈曲80°～90°位。2周解除石膏托，开始活动肘关节，并继续做颈腕带悬吊，间歇行主动肘关节功能锻炼。对骨折块较大，可行手法复位，石膏外固定方法。

(二)手术治疗

O'Driscoll 认为维持尺关节的稳定须具备 3 个条件:完整的关节面、完整的内侧副韧带前束和桡侧副韧带复合体。所以对尺骨冠突骨折的手术治疗,首先恢复骨性解剖结构,其次应重视内侧副韧带的修复和重建,以期获得一个稳定的关节。对关节腔内游离骨块或骨块较大,手法复位失败的患者,均可考虑手术治疗。避免因非手术治疗因神经或肌肉损伤的忽视而造成后期预后不良、活动度降低等现象。

(1)关节腔内的游离骨切摘除术(Ⅰ型)。对较小的冠突骨折,游离于关节腔内,影响肘关节的活动,应行骨块摘除。有条件者,可行肘关节镜下骨块摘除术。

(2)大块冠突骨折,影响尺骨半月关节面。为恢复滑车的屈戍关节的稳定性,应进行切开复位与内固定。AO 提出开放整复,螺钉内固定方法,从尺侧入路,辨认并保护尺神经,用一薄凿将肱骨内上髁截骨,将内上髁连同附着肌肉和尺神经一起牵向前方,切开关节囊,即可充分显露骨折部,此时可在直视下将冠突复位,并从尺骨背侧穿入螺钉固定,然后再复位内上髁,用预先准备好的螺钉固定,同时检查前关节囊、肱肌和内侧副韧带前束止点,如有损伤一并缝合。最后将尺神经放回原位或行前置术。冠突骨折超过1/2高度必须良好复位,近特制螺钉固定尤为推崇。

(3)冠突切除术。对于冠突骨折愈合和骨质增生,或畸形愈合,影响肘关节正常屈曲时,应手术切除冠突。一般以不超 1/2 冠突高度为限;如切除超过 1/2,可致肘前方不稳定。

对于尺骨冠突粉碎性骨折,由于碎片多少和大小不等,有的与关节囊相连,有的游离于关节腔内影响关节屈曲功能,所以应手术摘除。Ⅲ型骨折患者往往合并尺侧副韧带前束断裂。在冠突骨折的切开内固定时,一定要修复或重建前束。

目前根据骨折类型及肘部合并伤等情况,多数学者采用肘前入路,肘前入路可避开尺神经,直接行冠突骨折的复位内固定术。但采用肘前入路时,注意适当向远侧游离穿过旋前圆肌深浅头的正中神经,防止术中过度牵拉,产生神经症状或损伤正中神经支配前臂屈肌及旋前圆肌的分支。内固定物可选用螺钉包括小的可吸收螺钉或克氏针加张力带及钢丝固定为主,不主张克氏针、钢丝或缝线单一固定。要求尽量牢固固定,争取早期肘关节的功能锻炼。

儿童冠突骨折少见,常合并肘关节后脱位。儿童尺骨冠突骨折在 X 线上显示骨块虽小,但周围有软骨,因此实际上骨块比X线片所显示的要大。对于儿童冠突骨折的治疗同成人相同。由于儿童冠突骨折大都较易愈合,预后良好。

手术时应注意以下几点:①因尺神经穿过内侧副韧带前束于尺骨的止点外,先游离尺神经并牵开加以保护,避免损伤之。术中根据手中情况,可将尺神经放置原位或行尺神经前置术。②内固定尽量留于背侧,以利肘关节功能练习。③注意尺侧副韧带及关节囊等软组织的修复,尤其是尺侧副韧带前束的修复,以防产生肘外翻不稳定。④术中注意微创操作,不要剥离附着于骨块的关节囊等软组织,以防发生骨化性肌炎。⑤冠突骨折多为复杂骨折的一部分,应重视并发症,尤其是肘部合并伤,也是影响预后的重要因素。⑥内固定要加强,争取早期行肘关节的主、被动功能练习,提高治疗效果。

当冠突骨折合并桡骨小头骨折和肘关节脱位为肘部"恐怖三联征"时,应引起重视,诊断时有时须借助X线和CT三维重建,采用特别螺钉,后期采用人工桡骨小头替代切除桡骨小头,有些则不得不采取人工肘关节置换。

五、并发症

(一)早期并发症

可因肘关节屈曲固定时间过长,影响肘关节的活动功能或在锻炼中引起疼痛。

(二)后期并发症

在冠突骨折合并肘关节脱位和臂部软组织有广泛撕裂时,偶可发生肘关节的纤维性僵直。当冠突骨折块落入关节腔内,较难退出,而形成关节内的游离体,游离骨块对关节面造成损伤或发生交锁。因此,关节内骨块一经确认,就需尽早切除。晚期骨折处骨质增生,形成骨化性肌炎骨突,可严重妨碍肘关节活动。

部分冠突骨折术后关节活动范围稍差,但肘关节稳定性良好。关节活动范围减少的常见的原因为关节粘连,另外可能与重建骨无软骨而致术后发生创伤性关节炎有关。因此,在今后的临床中可考虑采用带软骨面且有血供的骨块或人工冠突假体重建,以期术后肘关节功能良好恢复,减少肘关节退变和发生骨性关节炎的可能,提高冠突骨折治疗的效果。

第三节　尺桡骨干双骨折

一、受伤机制

(一)直接暴力

直接致伤因素,作用于前臂,骨折通常基本在同一水平。

(二)间接暴力

患者多为跌倒致伤,由于暴力传导,骨折水平多为桡高尺低,常为短斜形。

(三)其他致伤因素

如暴力碾压、扭曲等,多为多段骨折,不规则,且伴不同程度软组织损伤。

二、分型

常用的 AO 分型如图 2-4 所示。

三、治疗原则

闭合复位外固定:用于移位不明显的稳定性前臂双骨折。传统的复位标准,桡骨近端旋后畸形<30°,尺骨远端的旋转畸形<10°,尺、桡骨成角畸形<10°。桡骨的旋转弓应恢复。不稳定的前臂双骨折或稳定性的骨折,闭合复位失败,骨折再移位及伴有其他血管神经并发症的,应行切开复位内固定。

(一)钢板螺钉内固定

钢板螺钉内固定主要是根据 AO 内固定原则发展的内固定系统,用于前臂双骨折的治疗,明确提高了骨折的治疗水平,提高了愈合率,达到早期功能锻炼及恢复的目的。

(二)髓内固定系统

髓内固定系统用于前臂双骨折的治疗,最初应用是 20 世纪 30 年代的克氏针内固定,20 世纪 40 年代以后,较广泛流行的有 Sage 设计的髓内系统,至目前发展到较成熟的带锁髓内钉固定系统。虽然目前带锁髓内钉固定系统用于前臂骨折,意见仍不统一,特别是对于桡骨的髓内固定,但对于尺骨的髓内固定效果目前是比较肯定的。

满意有效的内固定必须能牢固地固定骨折,尽可能地完全消除成角和旋转活动。我们认为用牢固的带锁髓内钉或 AO 加压钢板均可达到此目的。而较薄的钢板,如 1/3 环钢板及单纯圆形可预弯的髓内钉效果欠佳。手术时选用髓内钉或钢板,主要根据各种具体情况来确定。每种器械均有其优点和缺点,在某些骨折中使用其中一种可能比另一种更易成功。在许多尺、桡骨骨折中,用钢板或髓内钉均能得到满意的效果,究竟选用哪一种则主要根据外科医师的训练和经验。

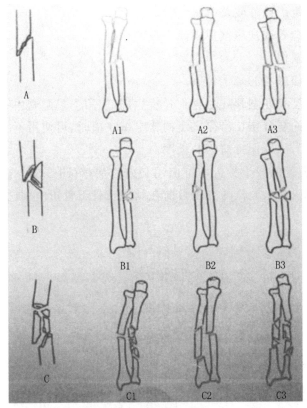

图 2-4 骨折的 AO 分型

A 型:简单骨折;B 型:楔型骨折;C 型:粉碎性骨折

AO 加压钢板内固定系统已应用多年,业内比较熟悉,这里不再赘述。而髓内钉固定,特别是前臂髓内钉固定系统,近几年有重新流行的趋势。使用髓内钉固定时,其长度或直径的选择、手术方法和术后处理的不慎都可导致不良的后果,这里着重讨论一下。

根据文献,最早广泛使用的前臂髓内钉系统是由 Sage 于 1959 年研制成功的,他曾对 120 具尸体桡骨做解剖,并对 555 例使用髓内固定治疗的骨折作了详细回顾。根据他的设计,预弯的桡骨髓内钉可以保持桡骨的弧度,三角形的横截面可以防止旋转不稳定。桡骨和尺骨 Sage 髓内钉的直径足以充满髓腔,能够做到牢固地固定。虽然在某些医疗机构传统的 Sage 髓内钉仍在应用,但根据 Sage 的研究和临床经验,目前又有更新的髓内钉系统设计应用于临床。

(三)前臂骨折应用髓内钉固定的适应证

(1)多段骨折。

(2)皮肤软组织条件较差(如烧伤)。

(3)某些不愈合或加压钢板固定失败的病例。

(4)多发性损伤。

(5)骨质疏松患者的骨干骨折。

(6)某些Ⅰ型和Ⅱ型开放性骨干骨折病例(使用不扩髓髓内钉)。

(7)大范围的复合伤在治疗广泛的软组织缺损时,可使用不扩髓的尺骨髓内钉作为内部支架,用以保持前臂的长度。

几乎所有前臂的骨干骨折均可应用髓内钉治疗(图 2-5)。这些骨折都可使用闭合髓内穿钉技术,同样的方法目前在其他长骨干骨折应用已很成熟。

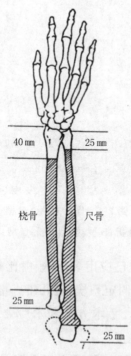

图 2-5　尺、桡骨骨折适用髓内钉的骨折部位

(四)前臂骨折应用髓内钉固定的禁忌证

前臂骨折应用髓内钉固定的禁忌证:①活动性感染。②髓腔<3 mm。③骨骺未闭者。

包括 Sage 髓内钉在内,有多种不同的前臂髓内钉固定系统,这些器械均可用于闭合性骨折的内固定。髓内钉优于加压钢板之处:①根据使用的开放或闭合穿钉技术,只需要少量剥离或不剥离骨膜。②即使采用开放穿钉技术,也只需要一个较小的手术创口。③使用闭合穿钉技术,一般不需要进行骨移植。④如果需要去除髓内钉,不会出现骨干应力集中所造成的再骨折。同加压钢板和螺丝钉固定不一样,髓内钉固定的可屈曲性足以形成骨旁骨痂。正如 Sage 所推荐的那样,所有需要切开复位的骨干骨折都应做骨移植,通常使用钻和扩髓器时即能获得足够的用于移植的骨材料,因此不需另外采取移植骨。无论使用哪一种髓内钉系统,尺骨钉的入口都是在尺骨近端鹰嘴处。桡骨的钉入口根据钉的不同设计有所不同,其原则是根据钉设计的弧度、预弯等情况加以调整。如 Sage (C)桡骨内钉在桡侧腕长伸肌腱和拇短伸肌腱之间的桡骨茎突插入。Fore Sight (B)桡骨髓内钉则在 Lister 结节的桡侧腕伸肌腱下插入。Ture-Flex 和 SST(A)桡骨髓内钉的插入口是在 Lister 结节的尺侧拇长伸肌腱下(图 2-6)。所有桡骨髓内钉均应正确插入,并将钉尾埋于骨内,防止发生肌腱磨损和可能的断裂。

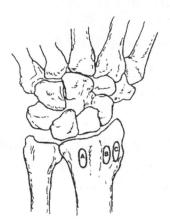

图 2-6 桡骨骨折采用髓内钉固定时,根据不同钉设计的进针点(A、B、C)调整

四、前臂开放骨折

对前臂开放性骨折的治疗原则是不首先做内固定,我们认为以创口冲洗和清创为最初治疗时,并发症较少。这样做能使创口的感染显著降低,或者愈合。

如果创口在 10～14 天愈合,即可做适当的内固定。

    Anderson 曾报道过采用这种延迟切开复位和加压钢板做内固定的方法治疗开放性骨折的经验。在采用这个方法治疗的 38 例开放性骨折中,没有发生感染。在许多 GustiloⅠ型、Ⅱ型创口中,能够在早期做内固定,而无创口愈合问题。但我们认为延迟固定会更安全。对于单骨骨折,由于延迟内固定骨折重叠所造成的挛缩畸形一般切开后即可复位(图 2-7)。对有广泛软组织损伤的前臂双骨折,为了避免短缩畸形,并方便软组织处理,需要进行植皮等治疗时,可采用外固定支架、牵引石膏,进行整复和骨折的固定,如果软组织损伤范围较大,必须进行皮肤移植和后续的重建治疗,而这些治疗措施又不能通过外固定支架、牵引石膏的窗口完成时,可采用髓内钉来固定前臂。只有通过外固定或内固定方法,使前臂稳定后,才能进行皮肤移植和其他软组织手术。

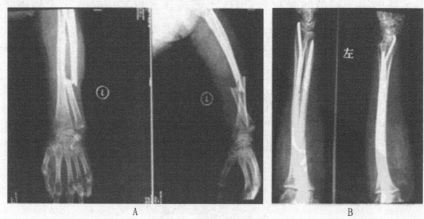

图 2-7 尺、桡骨骨折
A.外伤致尺、桡骨中远端双骨折;B.尺、桡骨骨折髓内钉复位及固定情况

    目前,对开放性前臂骨折的治疗趋势为立即清创、切开复位和内固定。有人曾报道,对103 例GustiloⅠ型、Ⅱ或ⅢA 型前臂开放性骨干骨折,采用立即清创和加压钢板及螺丝钉固定治疗,其中 90％效果满意。但ⅢB 型和ⅢC 型损伤采用此法治疗,疗效不佳,一般用外固定治疗。

五、护理要点

(一)保持有效的固定

注意观察石膏或夹板是否有松动和移位。

(二)维持患肢良好血液循环

术后抬高患肢,观察患肢皮肤的颜色、温度、有无肿胀及桡动脉搏动情况。如出现剧痛,手部皮肤苍白、发凉、麻木,被动伸指疼痛,桡动脉搏动减弱或消失等表现时,提示骨筋膜室综合征的发生,如有缺血表现,立即通知医师处理。

(三)康复锻炼

术后2周开始练习手指屈伸活动和腕关节活动。4周后开始练习肘、肩关节活动。8～10周后X线片证实骨折愈合后,可进行前臂旋转活动。

第四节　桡骨干骨折

桡骨干骨折比较少见,患者多为青、少年。桡骨的主要功能是参与前臂的旋转活动和支持前臂。桡骨干上1/3骨质较坚固,具有丰厚的肌肉包裹,不易发生骨折,中、下1/3段肌肉逐渐变为肌腱,容易受直接暴力打击而骨折。在桡骨中、下1/3交界处,为桡骨生理弯曲最大之处,是应力上的弱点,故骨折多发生于此处。

一、病因病理

直接暴力和间接暴力均可造成桡骨干骨折,但多由间接暴力所致。直接暴力多为重物打击于前臂桡侧所造成,以横断或粉碎性骨折较常见。间接暴力多为跌倒时手掌撑地,因暴力向上冲击,作用于桡骨干所致,以横断或短斜形骨折较常见。桡骨干骨折,因有尺骨支持,骨折端重叠移位不多,而主要是肌肉造成的旋转移位。在幼儿多为不全或青枝骨折。成人桡骨干上1/3骨折时,附着于桡骨结节的肱二头肌及附着于桡骨上1/3的旋后肌,拉骨折近段向后旋移位;而附着于桡骨中部及下部的旋前圆肌和旋前方肌,拉骨折远段向前旋转移位。桡骨干中1/3或中下1/3骨折时,骨折位于旋前圆肌终止点以下,因肱二头肌与旋后肌的旋后倾向,被旋前圆肌的旋前力量相抵消,骨折近段就处于中立位,而骨折远段被附着于桡骨下端的旋前方肌的影响而向前旋转移位。

二、临床表现与诊断

骨折后局部疼痛、肿胀、压痛和纵向叩击痛。完全性骨折时,可有骨擦音,较表浅的骨段骨折,可触及骨折端。不完全性骨折症状较轻,尚有部分旋转功能。

前臂 X 线正侧位片可明确骨折部位和移位情况,拍摄 X 线片时,应包括上、下尺桡关节,注意检查是否有尺桡关节脱位。

三、治疗

无移位的骨折,先将肘关节屈曲至 90°,矫正成角畸形,再将前臂置于中立位,用前臂夹板或长臂管型石膏固定 4～6 周。对有移位的骨折应以手法整复夹板固定为主。

(一)手法复位夹板固定法

1.手法复位

患者平卧,麻醉下,患肩外展,屈肘 90°。一助手握住肘上部,另一助手握住腕部。两助手作对抗牵引,骨折在中或下 1/3 时,前臂置中立位,在上 1/3 置稍旋后位,牵引 3～5 分钟,待骨折重叠移位矫正后,进行夹挤分骨。在牵引分骨下,术者一手固定近侧断端,另一手的拇指及示、中、环三指,捏住向尺侧倾斜移位远侧断端,并向桡侧提拉,矫正向尺侧移位。若有掌背侧移位可用折顶提按法,加大骨折断端的成角。术者一手将向掌侧移位的骨折端向背侧提拉,另一手拇指将向背侧移位的骨折端向掌侧按捺,一般都可复位成功。

手法整复要领:桡骨骨折后可出现重叠、成角、旋转、侧方移位等 4 种畸形,其中断端的短缩、成角和侧方移位是在暴力作用时发生,而旋转移位则是在骨折以后发生的。由于前臂的主要功能是旋转活动,故如何纠正旋转移位就成为整个治疗的关键。由于有尺骨的支撑,桡骨骨折的短缩重叠移位甚少,但常有桡骨骨折端之间的旋转畸形存在。因此,在整复时,只有恰当地处理好这个主要移位,才能为纠正其他移位创造条件。如上 1/3 骨折,为旋前圆肌止点以上的骨折,则骨折端是介于两旋转肌群之间,近侧断端只有旋后肌附着,则近折端处于旋后位,远折端只有旋前肌附着,则远折端相对旋前,按照骨折远端对近端的原则,首先应将前臂牵引纠正至稍旋后位,以纠正远折端的旋前移位。如桡骨中、下 1/3 骨折,近折端有旋后肌与旋前肌附着,其拮抗作用的结果使近折段仍处于中立位,远折端则受旋前方肌的作用而相对旋前,故应首先纠正远折端的旋前移位至中立位。对于桡骨中、下 1/3 骨折整复侧方移位较容易,而桡骨上 1/3 骨折因局部肌肉丰满则较难整复,但如果能以前臂创伤解剖为基础,使用推挤旋转复位亦较易成功。即整复时将肘关节屈曲纵行牵引,前臂由中立位渐至旋后位,术者两手分别握远近骨折端,将旋后而向桡背侧移位的骨折近端向尺掌侧推挤,同时将旋前而向尺掌侧移位的骨折远端向桡背侧推,使骨折断端相互接触,握远端的助手在牵引下小幅度向后旋转并作轻微的摇晃，使骨折完全对位。

2.固定方法

骨折复位后，用前臂夹板固定，尺侧夹板和桡侧夹板等长，不超过腕关节。在维持牵引下，先放置掌、背侧分骨垫各一个，再放置其他压垫。桡骨上 1/3 骨折须在骨折近端的桡侧再放一个小压垫，以防向桡侧移位。然后放置掌、背侧夹板，用手捏住，再放桡、尺侧夹板。桡骨中 1/3 骨折及下 1/3 骨折，桡侧夹板下端超腕关节，将腕部固定于尺偏位，借紧张的腕桡侧副韧带限制骨折远端向尺侧偏移。两骨折端如有向掌、背侧移位，可用两点加压法放置压垫。夹板用 4 条布带缚扎固定，患肢屈肘 90°。桡骨上 1/3 骨折者，前臂固定于稍旋后位；中、下 1/3 骨折者，应将前臂固定于中立位。用三角带悬吊前臂于胸前，一般固定4~6周。

固定要领：无论是手法复位或夹板固定，均应注意恢复和保持桡骨旋转弓的形态，复和保持骨间隙的正常宽度。桡骨旋前弓、旋后弓的减少或消失，骨间隙的变窄，不仅影响前臂旋转力量，也将影响前臂的旋转范围。为了保持桡骨旋转弓的形态和骨间隙的正常宽度，在选择前臂夹板固定时，掌背侧夹板应有足够的宽度，使扎带的约束力主要作用于掌背侧夹板上，尺桡侧夹板宜窄，尺侧夹板下端不宜超过腕关节，强调腕关节应固定于尺偏位以抵消拇长肌及伸拇短肌对骨折端的挤压。

3.医疗练功

初期应鼓励患者作握拳锻炼，待肿胀基本消退后，开始做肩、肘关节活动，如小云手等，但应避免做前臂旋转活动。解除固定后，可做前臂旋转锻炼。

4.药物治疗

按骨折三期辨证用药。

(二)切开复位内固定

不稳定骨折和骨折断端间嵌有软组织手法整复困难者，应行切开复位，以钢板螺丝钉固定，必要时同时植以松质骨干于骨折周围。手术途径在桡骨中下段以采用前臂前外侧切口为宜，经桡侧腕伸肌、肱桡肌与指浅屈肌之间进入，此部位桡骨掌面较平坦，宜将钢板置入掌面。桡骨上 1/3 则宜选用背侧切口，经伸指总肌与桡侧腕短伸肌之间进入，钢板置于背侧。术后仍以长臂石膏固定较稳妥。

第五节 桡骨远端骨折

一、概述

桡骨远端骨折是骨科疾病常见的上肢骨折,占急诊处理的所有骨折的1/6 以上。是指距离桡腕关节面 2.5 cm 以内的骨折。年轻患者桡骨远端骨折多为高能量损伤,老年骨质疏松患者多为低能量损伤。虽然多数老年人桡骨远端骨折,尤其是向背侧移位和向背侧成角的关节外骨折保守治疗成功率高,但仍有很多复杂桡骨远端骨折保守效果不好,常见并发症有腕关节疼痛、腕关节畸形、屈伸及旋前旋后功能受限、握力功能下降等。

二、应用解剖

桡骨远端的骨、韧带和其他软组织的解剖对理解损伤机制、诊断、生物力学、损伤分型、治疗有重要意义。桡骨远端是腕关节的重要组成部分。由韧带与骨共同构成的腕关节,对腕关节活动性和支撑轴向负荷的能力至关重要。桡骨远端的骨皮质在干骺端逐渐变薄,松质骨增加,这种骨组织结构形成薄弱区,此部位极易发生骨折,尤其是在老年骨质疏松的病理情况下容易发生骨折。桡骨远端分为 3 个覆盖关节软骨的关节面:舟骨窝、月骨窝和乙状切迹。桡骨远端第三个明显的关节面是乙状切迹,乙状切迹呈半圆柱形,和尺骨头的凸面形成关节。远端的尺桡关节与前臂远端和腕关节的旋前、旋后活动有关,旋后时尺骨头移向乙状切迹前方;旋前时尺骨头移向后方。

另一个重要解剖结构是三角纤维软骨,次重要稳定结构起自月骨窝的尺侧,延伸至尺骨茎突尺侧,其掌侧缘和背侧缘分别增厚,汇入桡尺掌侧韧带和背侧韧带,构成远端尺桡关节(DRUJ)的主要稳定结构。DRUJ 其他相关稳定结构包括关节囊、三角纤维软骨、骨间膜、尺腕韧带和尺侧腕伸肌鞘。屈肌腱和伸肌腱分别穿过桡骨远端掌侧和背侧,止于掌骨基底或指骨。肱桡肌止于桡骨茎突,是骨折后发生畸形的重要因素。尺侧腕屈肌、尺动脉和尺神经位于桡骨远端的掌尺侧。尺神经和尺动脉穿过 Guyon 管进入手掌。

尺桡骨远端的三柱理论:桡侧柱由舟状窝和桡骨茎突组成,负担约 40％ 的轴向负荷,由于尺偏角的存在,舟骨撞击时容易造成侧方向的剪切骨折,此时最好的支撑钢板位置应该位于桡侧。桡侧的骨性支持,提供稳定性。中间柱由月状窝和桡骨半月切迹组成,负担约40%的轴向负荷,桡骨远端最重要的部分,由于月骨直接撞击可同时产生背侧、掌侧的剪切骨折,或造成关节面游离的骨块。中间柱承担主要力传导。尺侧柱由尺骨茎突、三角纤维软骨复合体(TFCC)、腕尺侧韧带组成,负担约20%的轴向负荷。尺侧柱承担力传导和提供稳定性。

三、影像学检查

(一)X线检查

所有桡骨远端骨折须拍摄前后位和侧位X线片,高能量损伤应包括前臂全长和腕关节正侧位。斜位片对识别骨折移位及关节面受累情况有价值。正位片有助于识别骨折是否累及关节面,以及是否合并腕部的关节内或骨间韧带损伤。舟骨间隙超过2 mm或近排骨关节面不平时,高度怀疑合并其他腕部病变。

1.尺偏角(桡骨倾斜度)

桡骨尺侧乙状切迹中点与桡骨茎突最高点的连线,同桡骨长轴垂线之间的夹角,平均值23°,<15°具有手术指证。

2.掌倾角

侧位像上,桡骨长轴的垂线和桡骨上下唇连线间的夹角,平均值10°,骨折复位要求恢复掌倾角,作为术中复位参考值指标。

3.桡骨茎突高度

指两条垂直于桡骨干长轴的平行线之间的距离,一条经过桡骨茎突尖,另一条经过桡骨远端月骨窝的尺侧角,二者之间平均长度为12 mm,判断桡骨的短缩程度。

4.AP距离

侧位上桡骨远端掌侧唇与背侧唇之间的距离,男均值20 mm,女18 mm,此值增加意味掌侧和背侧骨块分离,提示桡月窝可能存在经关节面的骨折。

(二)CT检查

CT能清晰观察到桡骨乙状切迹、月骨面和舟状窝关节面的完整性和移位情况,矢状面和冠状面及三维重建能够提供骨折块的位置、大小及延伸至桡骨干骺端的影像。多数有移位的桡骨远端骨折同时伴有三角纤维软骨复合体(TFCC)损伤。腕骨间韧带损伤,尤其是舟月韧带损伤,常见于关节内骨折,特别是存在舟状窝和月骨窝分离的骨折。年轻患者高能量桡骨远端骨折伴有舟状骨骨折并不少见。

影像学骨折特征的描述:关节内骨折或关节外骨折,横型、斜型、粉碎性骨折,桡骨移位、桡骨短缩、成角移位、关节内骨折(关节面台阶>2 mm)、腕关节脱位,尺骨茎突骨折(尖、中部、基底部),下尺桡关节损伤(DRUJ)损伤或不稳定,稳定骨折或不稳定骨折。

四、损伤机制

根据损伤机制可将桡骨远端骨折分为五种类型。

(一)关节外弯曲骨折

弯曲骨折(Colles 骨折和 Smith 骨折)是应力作用在桡骨干骺端,一侧皮质受到张力而对侧皮质受到压力导致的骨折。

(二)关节内剪切骨折

掌侧 Barton 骨折、背侧 Barton 骨折、Chaufeur 骨折是轴向传导的力经过近排腕骨作用于桡骨远端的骨折,剪切应力作用时,腕关节掌屈位或背伸位应力导致的掌侧 Barton 骨折、背侧 Barton 骨折。剪切骨折的特征是冠状面骨折,伴腕关节半脱位,腕关节背侧或掌侧不稳定。Chaufeur 骨折是桡骨茎突的剪切骨折。

(三)关节内压缩骨折

关节面骨折合并软骨下骨和干骺端嵌插。压缩力和弯曲力均可造成月骨窝骨折。月骨窝骨折(背侧及掌内侧关节面)、韧带附着点、近排腕骨及尺骨茎突压缩。月骨常是直接压缩的中心,月骨直接撞击桡骨远端背侧面,造成背侧骨折,可见月骨窝增宽,甚至掌内侧骨折块旋转移位。

(四)桡骨尺骨茎突骨折合并桡腕关节半脱位

韧带附着点撕脱骨折包括桡骨茎突骨折和尺骨茎突骨折,多为扭转力,骨折块常伴掌侧移位。

(五)复杂高能量骨折

此类型骨折是弯曲、剪切、压缩、撕脱等损失机制的结合导致关节面粉碎、塌陷,合并尺骨远端不稳定,骨折的粉碎性程度更为严重。

五、骨折分型

分型的目的:指导治疗和判断预后、精确描述骨折、便于交流。

(一)传统人名分型

Colles 骨折、Smith 骨折、Barton 骨折、Chauffeur 骨折。

（二）Fernandez 分型

该型基于受伤机制，对指导临床治疗决策意义较大。

1. Ⅰ型骨折

Ⅰ型骨折是关节外干骺端的折弯骨折，如 Colles 骨折或 Smith 骨折。一处骨皮质被折断，其对侧的骨皮质粉碎并嵌插。

2. Ⅱ型骨折

Ⅱ型骨折是关节内骨折，由剪切应力所致。这些骨折包括掌侧 Barton 骨折、背侧 Barton 骨折及桡骨茎突骨折。

3. Ⅲ型骨折

Ⅲ型骨折是压缩性损伤所引起的关节内骨折和干骺端嵌插，包括复杂的关节内骨折和桡骨 Pilon 骨折。

4. Ⅳ型骨折

Ⅳ型骨折是桡腕关节的骨折脱位并有韧带附着处的撕脱骨折。

5. Ⅴ型骨折

Ⅴ型骨折是由于多个力和高速度造成的桡骨远端的广泛损伤。

（三）AO 分型

AO 分型记录骨折类型精细，适合研究，这一方案是以骨关节损伤增加严重程度的顺序制定的。将桡骨远端骨折分为关节外骨折（A 性）、部分关节内骨折（B 型）、完全关节内骨折（C 型）。

1. 关节外骨折

关节外骨折是没有累及到桡腕关节和下尺桡关节的骨折，骨折是二部分骨折，其特征是发生在桡骨远端 3～4 cm 处。如果骨折移位，下尺桡关节有一定程度的损伤或破裂。

2. 关节内骨折

关节内骨折包括任何累及到桡腕关节或尺桡关节的骨折，移位超过 2 mm。这些骨折进一步分为二、三、四、五部分或更多部分骨折。

（1）二部分关节内骨折：最常见，简单横行弯曲骨折，累及下尺桡关节，未累及桡腕关节。桡骨远端的乙状切迹断裂导致下尺桡关节功能障碍，疼痛和前臂旋转功能受限。累及桡腕关节二部分骨折包括背侧或掌侧 Barton 骨折。这些骨折一般合并桡腕关节半脱位。桡骨茎突骨折（Chauffeur 骨折）和背尺侧嵌插骨折（die-punch 骨折）也是这种类型。

（2）三部分关节内骨折：累及桡骨远端的月骨和舟骨关节面，背纵行的骨折线分开。月骨关节面较为重要，它不仅与桡腕关节相连接，也与下尺桡关节相连接。

（3）四部分关节内骨折：月骨关节面向背侧和掌侧分离关节内骨折，在冠状面上都累及月骨关节面，一定程度上合并下尺桡关节骨折。

（4）五部分或多部分关节内骨折：高能量损伤的桡骨远端关节面骨折。

六、骨折的稳定性判定

（一）稳定性骨折

保守治疗：手法复位后 1～6 天骨折移位，再次复位失败率 87%；7～15 天骨折移位，失败率 50%。适应证如下。

（1）正位片观尺偏角≥15°。

（2）正位片桡骨茎突长度超过尺骨茎突≥7 mm。

（3）侧位片背侧成角＜15°或掌侧成角＜20°。

（4）关节面台阶＜2 mm。

（二）不稳定性骨折

手术治疗。适应证如下。

（1）显著的粉碎性骨折。

（2）骨质疏松患者。

（3）背侧粉碎达 50%或超过干骺端直径。

（4）关节内粉碎性骨折有移位。

（5）关节面移位台阶＞2 mm。

（6）主要骨折块成角＞20°。

（7）短缩＞10 mm。

（8）年龄＞60 岁。

七、治疗

手术目标：尺偏角＞15°；桡骨高度：短缩＜2 mm；掌倾角：≥0°，＜20°；关节面：＜1 mm 的台阶及间隙；下尺桡关节（DRUJ）完整及稳定性。

手术适应证：存在不稳定性的骨折；不稳定的边缘型剪切性骨折；无法复位的关节面骨折；桡腕关节骨折脱位；骨折复位后过早丢失；合并腕管损伤或软组织缺损；合并同侧的前臂或肘关节骨折；陈旧性畸形愈合。

(一)手术入路

1.掌侧入路

(1)掌侧入路适应证:过度背伸的掌侧骨折块/失去掌侧支持;桡腕关节的重建;Colles 骨折;Smith 和反 Barton 骨折。

(2)掌侧手术入路:沿着桡侧腕屈肌肌腱纵向切开皮肤,打开桡侧腕屈肌腱鞘,将肌腱牵向尺侧,避免正中神经损伤。桡侧腕屈肌腱鞘下方拇长屈肌,分离拇长屈肌牵向尺侧,显露旋前方肌,将旋前方肌近端从桡侧缘的起点掀开,在远端转向内侧呈 L 型。纤维移行区位于分水岭线近端数毫米处,在纤维移行处将旋前方肌从骨面锐性掀起,显露骨折线和掌侧骨块。不应为了显露桡骨关节面将韧带从桡骨上分离,容易造成腕关节不稳定。骨折固定后,尽量将纤维移行区倒 L 形切口的水平缘重新缝合,以免内植物激惹表面的软组织。

2.背侧入路

(1)背侧入路的适应证:背尺侧骨折块移位;桡腕关节重建;合并舟骨骨折/腕关节韧带撕裂;早期纠正性截骨(Colles 骨折)。

(2)背侧手术入路:于 Lister 结节表面做直切口,向远侧延伸过桡腕关节线达第二掌腕关节近侧 1 cm 处,向近侧沿桡骨干延伸 3～4 cm。桡神经浅支加以保护。于第三伸肌间室底部显露中间柱,沿拇长伸肌肌腱走行切开伸肌支持带,游离保护拇长伸肌腱。通常在第三和第四伸肌肌间室之间显露桡骨,其次在二和三之间或者一和二之间显露,取决于骨折的类型。骨膜下剥离后显露中间柱,骨膜下掀起第二间室以显露舟状窝的背侧部分,对背侧钢板固定有帮助。闭合切口时,将拇长伸肌肌腱移位至支持带上方,在其下方缝合修补支持带。根据骨折类型选择不同的伸肌肌腱间室入路,需严格评估 X 线片和 CT 后制定术前计划。

3.掌、背侧联合入路

过度背伸的掌侧骨折块/失去掌侧支持;合并关节面塌陷的骨折块;合并背尺侧骨折块;合并腕部韧带撕裂。

(二)骨折复位与固定

桡骨远端骨折治疗需要根据患者的需要和功能的要求,同样的骨折不同年龄选择性不同。最好的治疗选择是结合患者的需要和骨折的特点选择治疗方案。

1.关节外骨折

(1)稳定性骨折:对于关节外稳定性骨折,多数患者可以采用闭合复位石膏外固定治疗。固定时间5~6周,1~2周内需要随访拍片,观察骨折移位情况。

(2)不稳定性骨折(图2-8、图2-9、图2-10):有移位和广泛粉碎的关节外骨折,同时骨折合并软组织损伤严重不适合长时间管型石膏固定,可以选择经皮穿针结合外固定治疗或者克氏针和石膏固定。如果骨折存在不稳定,而且维持长度和力线十分重要,存在软组织损伤时更适合外固定治疗,外固定在维持骨折位置、改善手的功能优于石膏固定;关节外骨折上述方法未能成功建议切开复位内固定治疗。

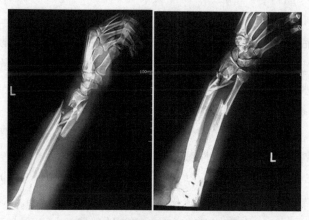

图2-8 不稳定性骨折术前X线

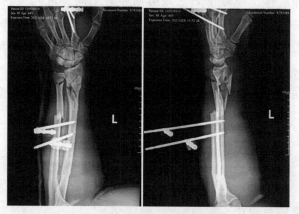

图2-9 一期急诊外固定(开放性骨折)

2.关节内骨折

(1)稳定性骨折:治疗累及下尺桡关节或桡腕关节的稳定关节内骨折,治疗原则与稳定性关节外固定相同。累及桡腕关节内的骨折具有不稳定体征,需要每周拍片,观察骨折塌陷和移位情况,直到骨折稳定愈合。

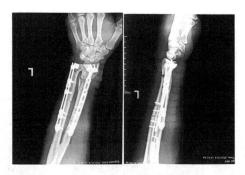

图 2-10　二期切开内固定术后 X 线(尺骨背侧入路、桡骨掌侧入路)

(2)不稳定性骨折:分为以下几种。

1)二部分桡腕关节骨折:高能量、撕脱、二部分桡腕关节骨折脱位(掌侧 Barton 和背侧 Barton 骨折,见图 2-11、图 2-12)需要关节内复位,保证腕关节功能和防止创伤性关节炎。这类不稳定性骨折闭合复位容易再移位。桡腕关节骨折脱位更多发生在骨质强壮的年轻人。多数的掌侧 Barton 的骨折脱位掌侧入路可以解决。基于三柱理论的内固定理念,掌尺侧与背尺侧的骨块须分开各自复位;过度背伸的掌侧骨折块或失去掌侧支持,从掌侧复位;无法通过韧带牵引复位的背尺侧骨折块—从背侧复位。对于不常见的背侧骨折脱位,采用纵行切口,通过第三背侧间隙暴露桡骨远端。在这区域应用钢板和螺钉,经常需要骨折愈合后取出这些钢板和螺钉。

2)二部分嵌插骨折(图 2-13、图 2-14、图 2-15):由于桡骨远端关节面的嵌插所致,累及月骨关节面,月骨关节面背侧部分撕脱下来的骨折称为 die-punch 碎片。此骨折块也可在四部分损伤上看到背尺侧碎片。这些碎骨块需要切开复位的方法才能固定。累及月骨关节面的背侧部分(die-punch 骨折)或整个月骨关节面的二部分嵌插骨折,可以使用外固定架和有限切开技术相结合的方法。治疗桡骨远端舟骨或月骨关节面的分离掌侧边缘骨折,与掌侧 Barton 骨折一样,通过掌侧入路复位骨折使用支撑钢板。

3)二部分桡骨茎突骨折:桡骨茎突骨折的解剖复位比较重要,不仅要关节面复位,也要保护好韧带结构。移位的桡骨茎突骨折有内在不稳定性,最好牢固固定,可以用简单的克氏针和石膏固定能获得良好的效果。也可以做螺钉固定,使用时避免损伤桡神经背侧感觉分支。如果闭合复位不能成功,或骨块的后面有明显的干骺端粉碎,茎突骨折合并轴向压缩,需要切开复位。对于粉碎的压缩型有月骨关节面粉碎的茎突骨折,使用外固定架有助于抵消纵向的致畸暴力。

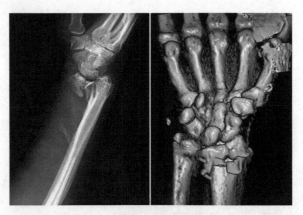

图 2-11　掌侧 Barton 术前 X 线

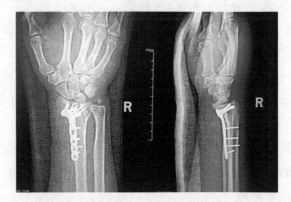

图 2-12　掌侧 Barton 术后 X 线(掌侧入路)

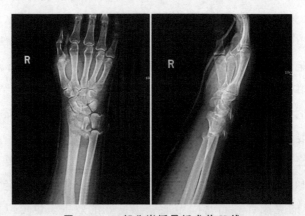

图 2-13　二部分嵌插骨折术前 X 线

4)三部分关节内骨折(图 2-16、图 2-17、图 2-18):复杂的关节内骨折多采用综合治疗,外固定、有限切开复位、克氏针植骨等。三部分骨折中,月骨和舟骨关节面碎片分离,彼此间移位或向桡骨近端移位。如果骨折解剖复位,骨折碎片可以使用克氏针固定和外固定维持桡骨轴向长度。如果关节面复位不良,需有限切开或背侧入路辅助手术治疗。术中根据干骺端的缺损情况决定是否需要植骨。

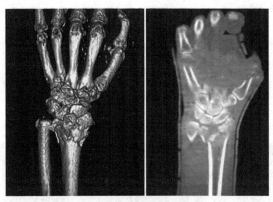

图 2-14 二部分嵌插骨折术前 CT

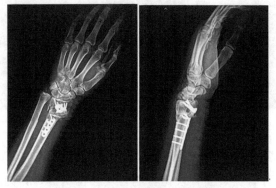

图 2-15 二部分嵌插骨折术后 X 线

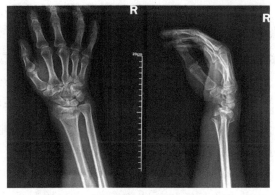

图 2-16 三部分关节内骨折术前 X 线

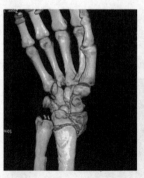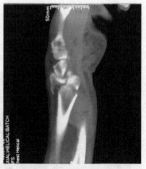

图 2-17   三部分关节内骨折术前 CT

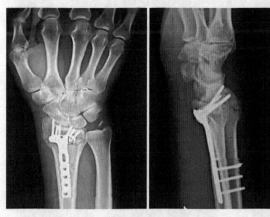

图 2-18   三部分关节内骨折术后 X 线

5)四部分关节内骨折:月骨关节面碎片进一步向背侧和掌侧分离。因为有软组织附着,掌侧月骨关节面骨块比背侧骨块移位明显,闭合复位不理想。掌侧和背侧方向都存在不稳定,需要使用掌侧支撑钢板恢复掌侧皮质稳定,掌侧关节面骨块稳定,可作为支撑使背侧月骨关节面顶起和复位,复位经常需要有限切开或第三间隙背侧入路。

6)五部分或多部分的关节内骨折:高能量损伤,桡骨远端骨关节面粉碎程度严重,术后残留有腕部活动和握力受限,为了获得良好的功能结果和防止晚期创伤关节炎发生,关节面解剖复位是最关键的因素。高能量骨折中,碎片向两个方向移位,需要用掌侧和背侧联合入路。严重的关节面粉碎性骨折可能不能将关节面切开内固定,此时这种情况经常需要早期或延期桡腕关节融合治疗。

3.合并尺骨茎突骨折

桡骨远端骨折合并尺骨茎突骨折非常多见,多数情况下是尺骨茎突尖部撕脱骨折,研究显示这种撕脱骨折对腕关节功能无明显影响。

目前国际上对尺骨茎突骨折固定与否存在争议,建议固定的理由:尺骨茎突基底部骨折可能会导致下尺桡关节的不稳定(下尺桡关节不稳定征象:桡骨较尺骨短缩>5 mm;尺骨茎突基底骨折;正位片下尺桡关节(DRUJ)间隙增宽;侧位片下尺桡关节脱位);疼痛发生率更高,功能评分更差;减弱前臂旋后力量;易发生尺侧腕部疼痛、DRUJ不稳;活动范围及握力下降。

结论:生物力学实验证明固定尺骨茎突基底撕脱骨折可以有效恢复下尺桡关节的旋转稳定性;可以防止出现尺侧腕部疼痛或下尺桡关节不稳。所以这种尺骨茎突骨折需要切开复位内固定治疗。合并尺骨茎突骨折如何处理:固定桡骨远端骨折后评估DRUJ稳定性:稳定/旋后位石膏固定3~4周;不稳定/切开复位内固定术。尺骨茎突手术方法有应用克氏针、螺纹针、小空心螺钉。

4.桡骨超远端粉碎性骨折

钢板固定外加石膏固定;外固定架加撬拨;外固定架加克氏针固定;超远端钢板固定(图2-19、图2-20、图2-21)。

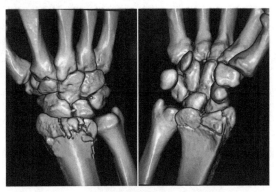

图2-19　桡骨超远端粉碎性骨折术前CT

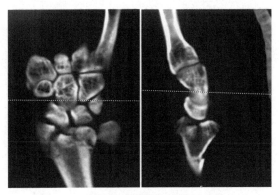

图2-20　桡骨超远端粉碎性骨折术前CT

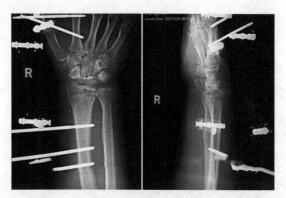

图 2-21　桡骨超远端粉碎性骨折术后 X 线

第三章

髋部及大腿损伤

第一节 梨状肌综合征

梨状肌综合征是指由于间接外力,如闪扭、下蹲、跨越等,使梨状肌受到牵拉损伤,引起局部充血、水肿、肌痉挛,进而刺激或压迫坐骨神经,产生局部疼痛、活动受限和下肢放射性痛、麻等一系列症状的综合征。本病又称梨状肌损伤、梨状肌孔狭窄综合征。

一、病因病理

(一)损伤

本病多由于髋臀部闪、扭、下蹲、跨越等间接外力所致,尤其在下肢外展、外旋位突然用力;或外展、外旋蹲位突然起立;或在负重情况下,髋关节突然内收、内旋,使梨状肌受到过度牵拉而损伤。其病理表现为梨状肌撕裂、出血、渗出,肌肉呈保护性痉挛。日久,出现局部粘连,若损伤经久不愈,刺激坐骨神经出现下肢放射性疼痛、麻木。

(二)变异

梨状肌与坐骨神经关系密切。正常情况下,坐骨神经经梨状肌下孔穿过骨盆到臀部,约占62%;而梨状肌变异或坐骨神经高位分支的,约占38%。这种变异表现为一是坐骨神经高位分支为腓总神经和胫神经,腓总神经从梨状肌肌腹中穿出,而胫神经从梨状肌下孔穿出的,约占35%;二是坐骨神经从梨状肌肌腹中穿出,或从梨状肌上孔穿出,约占3%。

由于上述变异,当臀部受风寒湿邪侵袭,可导致梨状肌痉挛、增粗,局部充血、水肿,引起无菌性炎症,使局部张力增高,刺激或压迫穿越其肌腹的坐骨神经和血管而出现一系列临床症状。

本病属中医伤科足少阳经筋病。骶尻部为足少阳经筋所络,凡闪扭、蹲起、跨越等损伤,或受风寒湿邪侵袭,以致气血瘀滞,经气不通,循足少阳经筋而筋络挛急疼痛;若累及足太阳经筋则出现循足太阳经筋的腿痛。

二、诊断

(一)症状

(1)有髋部闪扭或蹲位负重起立损伤史,或臀部受凉史。

(2)患侧臀部深层疼痛,呈牵拉样、刀割样或蹦跳样疼痛,且有紧缩感,可沿坐骨神经分布区域出现下肢放射痛。偶有小腿外侧麻木,会阴部下坠不适。

(3)患侧下肢不能伸直,自觉下肢短缩,步履跛行,或呈鸭步移行。髋关节外展、外旋活动受限。

(4)咳嗽、解便、喷嚏时疼痛加剧。

(二)体征

(1)压痛:沿梨状肌体表投影区深层有明显压痛,有时沿坐骨神经分布区域出现放射性痛、麻。

(2)肌痉挛:在梨状肌体表投影处可触及条索样或弥漫性的肌束隆起,日久可出现臀部肌肉松弛、无力,重者可出现萎缩。

(3)患侧下肢直腿抬高在60°以前疼痛明显,超过60°时疼痛却反而减轻。

(4)梨状肌紧张试验阳性。

(三)辅助检查

X线检查可排除髋关节骨性病变。

三、治疗

(一)治疗原则

舒筋活血,通络止痛。

(二)手法

擦法、按揉法、弹拨法、点按法、推法、擦法及运动关节类手法等。

(三)取穴与部位

环跳、承扶、秩边、风市、阳陵泉、委中、承山及梨状肌体表投影区及下肢前外侧等。

(四)操作

(1)患者俯卧位。术者站于患侧,先用柔和而深沉的滚法沿梨状肌体表投影反复施术 3～5 分钟;然后用掌按揉法于患处操作 2～3 分钟;再在患侧大腿后侧、小腿前外侧施滚法和拿揉法 2～3 分钟,使臀部及大腿后外侧肌肉充分放松。

(2)继上势,术者用拇指弹拨法于梨状肌肌腹呈垂直方向弹拨治疗,并点按环跳、承扶、阳陵泉、委中、承山等穴。以酸胀为度,达通络止痛之目的。时间5～8 分钟。

(3)继上势,术者施掌推法或深按压法,顺肌纤维方向反复推压5～8 次,力达深层;再以肘尖深按梨状肌 1～2 分钟,以达理筋整复之目的。

(4)术者一手扶按髋臀部,一手托扶患侧下肢,做患髋后伸、外展及外旋等被动运动,反复数次,以滑利关节,松解粘连,最后在其梨状肌体表投影区沿肌纤维方向施擦法,以透热为度。时间 2～3 分钟。

四、注意事项

(1)梨状肌位置较深,治疗时不可因位置深而施用暴力,以免造成新的损伤。

(2)急性损伤期手法宜轻柔,恢复期手法可稍重,并配合弹拨法,一般能获得较好效果。

(3)注意局部保暖,避免风寒刺激。

五、功能锻炼

急性损伤期应卧床休息 1～2 周,以利损伤组织的修复。

六、疗效评定

(一)治愈

臀腿痛消失,梨状肌无压痛,功能恢复正常。

(二)好转

臀腿痛缓解,梨状肌压痛减轻,但长时间行走仍痛。

(三)未愈

症状、体征无改善。

第二节　股内收肌损伤

股内收肌损伤是指大腿过度用力或牵拉使内收肌遭受急性损伤,使大腿内侧疼痛,内收、外展活动时疼痛加剧,导致功能障碍的一种临床上较为常见的损伤。过去多见于骑马致伤,故又称之"骑士掫伤"。武术、跳高、跨栏、体操等运动最易造成此类损伤。

一、病因病理

股内收肌群为大腿内侧肌肉,包括大收肌、长收肌、短收肌和耻骨肌等,其作用为使大腿内收。当大腿过度内收,或大腿在外展时负重起立,内收肌强力收缩,超过了肌纤维的负荷能力,导致内收肌群的损伤;骑马、武术、跳高、跨栏、体操等运动,可由于内收肌遭受强力的牵拉而损伤。损伤常发生在肌腹或肌腹与肌腱交界处。其病理表现为肌纤维部分或大部分撕裂,或肌腱附着处损伤等,如股内收肌群的起、止点损伤,可造成创伤性骨膜炎;肌腹损伤,可造成肿胀、淤血、肌肉痉挛与粘连。治疗失宜,或日久,可引起血肿机化,甚至成为骨化性肌炎,限制大腿外展和前屈的功能活动。炎性渗出刺激闭孔神经时,则引起反射性肌痉挛,疼痛加剧。

本病属中医伤科"筋肌伤"范畴。股内侧为足太阴经筋所过,过度收缩或强力牵拉,致髋节筋伤,气血瘀滞,拘挛掣痛而发为本病。

二、诊断

(一)症状

(1)有大腿过度用力收缩或强力牵拉损伤史。

(2)大腿内侧疼痛,尤以耻骨部位疼痛为甚,患部感觉僵硬,脚尖不敢着地,走路跛行,站立或下蹲时更痛。

(3)髋关节功能活动受限,不敢做大腿内收、外展活动,患肢常呈半屈曲位的保护性姿势。

(二)体征

(1)肿胀:大腿内侧肿胀,部分患者有皮下出血。

(2)压痛:内收肌广泛压痛,耻骨部内收肌起点处或肌腹部压痛明显,肌紧张,有时可在大腿内侧触摸到肌肉呈条束状痉挛。

（3）功能障碍。髋关节内收功能受限,被动外展时疼痛加剧。

（4）内收肌阻抗试验阳性。患者仰卧,屈膝屈髋,双足心相对平放在床上,术者双手放于膝内侧,压双膝外展,嘱患者内收髋部,疼痛加剧者为阳性。

（5）屈膝屈髋试验、"4"字试验呈阳性。

（三）辅助检查

X线摄片检查一般无明显异常。当有骨化性肌炎时,可显示其转化阴影。

三、治疗

（一）治疗原则

活血祛瘀,解痉止痛。

（二）手法

推法、滚法、按法、揉法、拿法、擦法等,并配合被动运动。

（三）取穴与部位

阴陵泉、阴廉、箕门、血海、委中等穴及患侧大腿内侧为主。

（四）操作

（1）患者仰卧位,患肢呈屈膝略外旋位。术者在大腿内侧用滚法、按揉法上下往返治疗。以拇指在内收肌附着处重点按揉,手法宜轻柔缓和。时间5～8分钟。

（2）继上势,以拇指按揉阴陵泉、阴廉、箕门、血海诸穴,每穴1分钟。再沿内收肌用轻柔的拿法与弹拨法交替操作2～3分钟。

（3）继上势,患肢呈屈膝屈髋分腿位,足踝置于健侧膝上部。术者在其大腿内侧肌群用滚法治疗,边滚动边按压患肢膝部,一按一松,使之逐渐完成"4"字动作。

（4）患者俯卧位,术者在大腿后侧用滚法,并配合下肢后伸及外展内收的被动运动,继之拿委中穴,并用按揉法于臀部及坐骨结节处治疗。

（5）患者仰卧位,患侧下肢外展位,沿内收肌肌纤维方向施擦法,以透热为度。

四、注意事项

（1）急性损伤有皮下出血者,视出血量多少,在伤后24～48小时后才能推拿。

(2)治疗期间应避免大腿过度外展和内收活动。

(3)推拿治疗期间可根据病情需要,配合蜡疗、超声波疗法或中药外敷法治疗。

五、功能锻炼

适当进行功能锻炼,可做侧压腿及髋部外展练习。

六、疗效评定

(一)治愈

肿痛消失,局部无压痛,无硬结,髋关节外展、内收无疼痛,股内收肌抗阻试验阴性。

(二)好转

症状基本消失,髋外展、劳累或剧烈活动后仍有疼痛、乏力,股内收肌抗阻试验(±)。

(三)未愈

症状无改善。

第三节　髋臼骨折

一、概述

髋臼由 3 块骨骼组成:髂骨在上,耻骨在前下,坐骨在后下,至青春期以后 3 骨的体部才融合为髋臼。从临床诊治的角度出发,Judet 和 Letournel 将髋臼视为包含于半盆前、后两个骨柱内的一个凹窝。前柱又称髂耻柱,由髂骨前半和耻骨组成,包括髋臼前唇、前壁和部分臼顶。后柱又称髂坐柱,由髂骨的坐骨切迹前下部分和坐骨组成,包括髋臼后唇、后壁和部分臼顶。

二、病因病理

髋臼骨折多由间接暴力造成,因臀部肌肉丰富故直接暴力造成骨折少见。由于遭受暴力时股骨的位置不同,股骨头撞击髋臼的部位即有所不同,因而造成不同类型的髋臼骨折。当髋关节屈曲、内收位时受力,常伤及后柱,并可发生髋关节后脱位;若在外展、外旋位时受力,可造成前柱骨折和前脱位;若暴力沿股骨颈方向传递,即可造成涉及前后柱的横形或粉碎性骨折。严重移位的髋臼骨折,股骨头大部或全部突入骨盆壁内,出现股骨头中心脱位。传达暴力的髋臼骨折,髋臼的月状软骨面和股骨头软骨均有不同程度的损伤,重者股骨头亦可发生骨折。

三、诊断

(一)病史

确切的外伤史。

(二)体征

患侧臀部或大腿根部疼痛、肿胀及皮下青紫瘀斑,髋关节活动障碍。局部有压痛,有时可在伤处扪到骨折块或触及骨擦音。

(三)并发症

若合并有髋关节脱位,后脱位者在臀部可摸到脱出的股骨头,患肢呈黏膝状;前脱位者在大腿前侧可摸到脱出的股骨头,患肢呈不黏膝状;中心型脱位者,患肢呈短缩外展畸形。

(四)X 线或 CT 检查

为了正确评估髋臼骨折,检查时应摄不同体位的 X 线片,以便了解骨折的准确部位和移位情况。Letoumel 对髋臼骨折在 Judet 3 个角度 X 线片上的表现进行分类。该方法包括摄患髋正位、髂骨斜位片(IOV)和闭孔斜位片(OOV),它们是诊断髋臼骨折和分类的依据。

正位片显示髂耻线为前柱内缘线,前柱骨折时此线中断;髂坐线为后柱的后外缘,后柱骨折时此线中断;后唇线为臼后壁的游离缘,臼后缘或后壁骨折时后唇线中断或缺如;前唇线为臼前壁的游离缘,前缘或前壁骨折时此线中断或缺如;臼顶和臼内壁的线状影表示其完整性,臼顶线中断为臼顶骨折,说明骨折累及负重区,臼底线中断为臼中心骨折泪滴线可用来判断髂坐线是否内移。为了显示前柱或后柱骨折,尚需摄骨盆 45°斜位片。向患侧旋转 45°的髂骨斜位片可清晰显示从坐骨切迹到坐骨结节的整个后柱,尤其是后柱的后外侧缘。因此,该片可以鉴别后柱和后壁骨折,如为后壁骨折,髂坐线尚完整,如为后柱骨折,则该线中断或错位。向健侧旋转 45°的闭孔斜位片能清楚地显示自耻骨联合到髂前下棘的整个前柱,特别是前内缘和前唇。应当指出的是,骨折错位不一定在每张

X线片上显示,只要有一张 X 线片显示骨折,诊断明确。髋关节正位、髂骨和闭孔位 X 线片虽可显示髋臼损伤的全貌,但有时难以显示复杂的情况。CT 可显示骨折线的位置、骨折块移位情况、髋臼骨折的范围、粉碎程度、股骨头和臼的弧线是否吻合以及股骨头、骨盆环和骶骨损伤,因此对于髋臼骨折的诊断和分类,CT 是 X 线片的重要补充。特别是对平片难以确定骨折类型和拟切开复位内固定治疗者,以及非手术治疗后髋臼与股骨头弧线呈非同心圆位置或髋关节不稳定者均应作 CT 检查。

四、治疗

髋臼骨折后关节软骨损伤,关节面凹凸不平,甚至失去弧度,致使股骨头与髋臼不相吻合。势必影响髋关节的活动。长期磨损则出现骨关节炎造成疼痛和功能障碍。因此,髋臼骨折的治疗原则与关节内骨折相同,即解剖复位、牢固固定和早期主动和被动活动。

(一)手法复位

手法复位适应于单纯的髋臼骨折。根据骨折的移位情况采取相应的复位手法。患者仰卧位,一助手双手按住骨盆,术者可将移位的骨折块向髋臼部位推挤,一面推挤,一面摇晃下肢使之复位,复位后采用皮牵引固定患肢 3～4 周。

(二)牵引疗法

牵引疗法适应于髋臼内壁骨折、骨折块较小的后壁骨折及髋关节中心性骨折脱位。或虽有骨折移位但大部分髋臼尤其是臼顶完整且与股骨头吻合,以及中度双柱骨折头臼吻合者。方法:于股骨髁上或胫骨结节行患肢纵轴牵引,必要时(如严重粉碎,有移位和中心脱位的髋臼骨折,难以实现手术复位内固定者)在股骨大转子部加用侧方骨牵引,并使这两个方面牵引的合力与股骨颈方向一致。其纵轴牵引力量为 7～15 kg,侧方牵引力量为 5～8 kg,1～2 天后摄 X 线片复查,酌情调整重量,并强调在维持牵引下早期活动髋关节。6～8 或 8～12 周后去牵引,扶双拐下地活动并逐渐负重,直至完全承重去拐行走。

(三)手术治疗

(1)对后壁骨折片大于 3.5 cm×1.5 cm 并且与髋臼分离达 5～10 mm 者行切开复位螺丝钉内固定术。

(2)移位明显的髋臼前柱骨折,采用改良式 Smith-Peterson 切口或经髂腹股沟切口,显露髋臼前柱,骨折复位后用钢板或自动加压钢板内固定。

（3）对髋臼后柱和后唇骨折采用后切口。其骨折复位后用钢板或自动加压钢板内固定,其远端螺丝钉应旋入坐骨结节。如有移位骨折片,需行骨片间固定时,可用拉力螺钉内固定。

（四）功能锻炼

对髋臼骨折应在维持牵引下早期活动髋关节,不仅可防止关节内粘连,而且可产生关节内的研磨动作,使关节重新塑形。

第四节　股骨头骨折

股骨头骨折是指股骨头或其软骨失去完整性或连续性,多见于成人髋关节后脱位。儿童股骨头骨折罕有发生,可能与儿童股骨头的坚韧性有关。

一、诊断

（一）病史

股骨头骨折多同时伴髋关节后脱位发生,Pipkin 认为髋关节屈曲约 60°时,大腿和髋关节处于非自然的内收或外展位,强大暴力沿股骨干轴心向上传导,迫使股骨头向坚硬的髋臼后上方移位,股骨头滑至髋臼后上缘时,股骨头被切割导致股骨头骨折并髋关节后脱位。髋关节前脱位时罕有发生股骨头骨折。

（二）症状和体征

伤后患髋疼痛,主动活动丧失,被动活动时引起剧痛。患髋疼痛,呈屈曲、内收、内旋及缩短畸形;大转子向后上方移位,或于臀部触及隆起的股骨头;股骨颈骨折时下肢短缩,且有浮动感。髋关节主动屈、伸功能丧失,被动活动时髋部疼痛加重。髋关节正侧位 X 线片可证实诊断。

（三）辅助检查

X 线检查:显示髋关节脱位及骨折,股骨头脱离髋臼,或部分移位,或完全脱位。部分移位指髋臼内嵌塞股骨头骨折片,头-臼间距加大或股骨头上移。有时合并髋臼后缘、后壁、后壁后柱骨折,X 线片均可显示,需行 CT 检查以明确诊断。

二、分型

Pipkin 将 Thampson 和 Epstein 的髋关节后脱位第 5 型伴有股骨头骨折者，再分为四型，为 Pipkin 股骨头骨折分型。

(一)Ⅰ型

髋关节后脱位伴股骨头在圆韧带窝远侧的不全骨折。

(二)Ⅱ型

髋关节后脱位伴股骨头在圆韧带窝近侧的骨折。

(三)Ⅲ型

第Ⅰ或Ⅱ型骨折伴股骨颈骨折。

(四)Ⅳ型

第Ⅰ、Ⅱ或Ⅲ型骨折，伴髋臼骨折。

这种分型既考虑到股骨头骨折的特点，又照顾到髋脱位、髋臼骨折的伴发损伤，对诊断、治疗和预后是有重要意义的。

临床中最多的是 Pipkin Ⅰ型，其他各型依序减少，以Ⅳ型最少。

三、治疗

本类损伤应及时、准确地施行髋关节脱位复位术，对 Pipkin Ⅰ、Ⅱ型股骨头骨折先试行髋关节复位，如股骨头复位后，股骨头骨折片也达到解剖复位，则宜行非手术治疗。如股骨头虽然复位，而股骨头骨折片复位不满意，一块或多块骨片嵌塞于头-臼之间，则是手术切开复位的指征。无论采用何种治疗，切不可忽视患者其他部位的损伤，如颅脑、腹腔内脏和胸腔内脏损伤及其出血、感染。应待这些损伤稳定后，再考虑患髋的手术治疗。抢救休克同时进行复位是明智的选择。

(一)非手术治疗

闭合复位牵引法。

1.适应证

Pipkin Ⅰ型、Ⅱ型。并应考虑如下条件：股骨头脱位整复后其中心应在髋臼内；与股骨头骨折片对合满意；股骨头骨片的形状；头-臼和骨片之间的复位稳定状况。

2.操作方法

同髋关节后脱位，如骨折片在髋臼内无旋转，股骨头复位后往往能和骨折片很好对合,再拍片后如已证实复位良好,则应采用胫骨结节部骨牵引,维持患肢外展30°位置牵引6周,待骨折愈合后再负重行走。

(二)手术治疗

1.切开复位内固定或骨折片切除法

(1)适应证:年轻的患者,股骨头虽然复位,而股骨头骨折片复位不满意,一块或多块骨片嵌塞于头-臼之间。

(2)操作方法:手术多用前方或外侧切口,以利骨折片的固定及切除。采用可吸收钉、螺丝钉、钢丝等内固定材料将骨折片固定,钉尾要深入到软骨下,钢丝缝合后于大转子下固定或皮外固定,穿引容易,拆除简单。如骨折片甚小,不及股骨头周径1/4且不在负重区,可将骨折片切除。

2.关节成形、人工股骨头置换或人工全髋关节置换术

(1)适应证:PipkinⅢ型、Ⅳ型,年老的患者,陈旧性病例,或髋关节本来就有病损,如骨性关节炎或其他软骨、软骨下骨疾病的患者,应依据骨折的类型和髋臼骨折范围和其移位等情况,选择关节成形术、人工股骨头置换或人工全髋关节置换。

(2)操作方法:同陈旧性髋关节脱位关节成形术及股骨颈骨折人工髋关节置换术。

(三)药物治疗

1.中药治疗

按"伤科三期"辨证用药。早期瘀肿,疼痛较剧,宜活血化瘀,消肿止痛,用桃红四物汤或加三七接骨丸;中期痛减肿消,宜通经活络,活血养血,用活血灵汤或舒筋活血汤;后期宜补肝肾,壮筋骨,用特制接骨丸。局部及远端肢体虚肿宜益气通络活血,用加味益气丸,肌肉消瘦、发硬,功能障碍者,宜养血通络利关节,用养血止痛丸。

2.西药治疗

如手术治疗,术前半小时预防性应用抗生素,术后一般应用3天,如合并其他内科疾病给予对症药物治疗。

(四)康复治疗

功能锻炼(主动、被动)包括以下两方面。

(1)复位固定后即行股四头肌舒缩及膝、踝关节的功能活动。

(2)两周后扶双拐下床不负重活动,注意保持外展位。PipkinⅢ型、Ⅳ型骨折可适当延缓下床活动时间。8 周后可扶双拐轻负重活动,半年后视病情扶单拐轻负重行走,1 年后弃拐进行功能锻炼,并注意定期复查。

股骨头骨折治疗的主要问题是防止骨折不愈合、股骨头缺血性坏死及创伤性骨关节炎,所以中后期的药物治疗、功能锻炼及定期复查尤为重要。一旦出现股骨头缺血性坏死征象,即应延缓负重及活动时间。

第五节　股骨颈骨折

股骨颈骨折是指由股骨头下至股骨颈基底部之间的骨折。多发生于老年人,此症临床治疗存在的主要问题是骨折不愈合及股骨头缺血性坏死。

一、诊断

(一)病史

股骨颈骨折多见于老年人,亦可见于儿童及青壮年,女性略多于男性。老年人因骨质疏松、股骨颈脆弱,即使轻微外伤如平地滑倒,大转子部着地,或患肢突然扭转,都可引起骨折。青壮年骨折少见,若发生骨折必因遭受强大暴力如车祸、高处跌下等,常合并他处骨折,甚至内脏损伤。

(二)症状和体征

伤后患髋疼痛,多不能站立或行走,移位型股骨颈骨折症状明显,髋部疼痛,活动受限,患髋内收,轻度屈曲,下肢外旋、短缩。大转子上移并有叩击痛,股三角区压痛,患肢功能障碍,拒触、动;叩跟试验(+),骨传导音减弱。

嵌插型骨折和疲劳骨折,临床症状不明显,患肢无畸形,有时患者尚可步行或骑车,易被认为软组织损伤而漏诊,如仔细检查可发现髋关节活动范围减少。对老年人伤后主诉髋部疼痛或膝部疼痛时,应详细检查并拍摄髋关节正侧位片,以排除骨折。

(三)特殊检查

内拉通(Nelaton)线、布来安(Bryant)三角、舒美卡(Schoemaker)线等均为阳性,Kaplan 交点偏向健侧脐下。

(四)辅助检查

X线检查可明确骨折部位、类型和移位情况。应注意的是某些线状无移位的骨折在伤后立即拍摄的X线片可能不显示骨折,2～3周再次进行X线检查,因骨折部发生骨质吸收,如确有骨折则骨折线可清楚显示。因而临床怀疑骨折者,可申请CT检查或卧床休息两周后再拍片复查,以明确诊断。

二、分型

按骨折错位程度分为以下几型(Garden分型)。

(一)Ⅰ型

不完全骨折。

(二)Ⅱ型

完全骨折,但无错位。

(三)Ⅲ型

骨折部分错位,股骨头向内旋转移位,颈干角变小。

(四)Ⅳ型

骨折完全错位,骨折端分离,近折端可产生旋转,远折端多向后上移位。

三、治疗

应按骨折的时间、类型、患者的年龄和全身情况等决定治疗方案。

(一)非手术治疗

(1)手法复位,经皮空心加压螺钉内固定术。①适应证:GardennⅡ、Ⅳ型骨折。②操作方法:新鲜移位型股骨颈骨折,可由两助手分别相向顺势拔伸牵引,然后内旋外展伤肢复位;或屈髋屈膝拔伸牵引,然后内旋外展伸直伤肢进行复位;或过度屈髋、屈膝、拔伸牵引内旋外展伸直伤肢复位;也可先行骨牵引快速复位,复位满意后按前述方法进行固定。

(2)皮肤牵引术。对合并有全身性疾病,不宜施行侵入方式治疗固定的股骨颈骨折,若无移位则可行皮肤牵引并"丁"字鞋保持下肢外展足部中立位牵引固定。

(3)较小儿童选用细克氏针固定骨折,较大儿童可用空心螺钉固定。

(二)手术治疗

1.空心加压螺钉经皮内固定

(1)适应证:Garden Ⅰ、Ⅱ型骨折。

(2)操作方法:新鲜无移位股骨颈骨折可在 G 形或 C 形臂 X 线机透视下直接行 2~3 枚空心螺钉内固定。先由助手牵引并扶持伤肢轻度外展内旋,常规皮肤消毒、铺巾、局麻,于股骨大转子下 1 cm 及 3 cm 处经皮做 2~3 个长约 1 cm 的切口,沿股骨颈方向钻入 2~3 枚导针经折端至股骨头内,正轴位透视见骨折无明显移位,导针位置良好,选择长短合适的 2~3 枚空心加压螺钉套入导针钻入股骨头至软骨面下 5 mm 处,退出导针,再次正轴位透视见骨折复位及空心加压螺钉位置良好,固定稳定,小切口缝 1 针,无菌包扎,将患肢置于外展中立位。1 周后可下床不负重进行功能锻炼。

2.空心加压螺钉内固定

(1)适应证:闭合复位失败或复位不良的各种移位型骨折。

(2)操作方法:取髋外侧切口,显露骨折端使骨折达到解剖复位或轻微过度复位,空心加压螺钉内固定技术同上述。

3.滑移式钉板内固定

(1)适应证:股骨颈基底部骨折闭合复位失败者或股骨上端外侧皮质粉碎者。

(2)操作方法:取髋外侧切口,加压髋螺钉应沿股骨颈中轴线或偏下置入,侧方钢板螺钉应在 3 枚以上,为防止股骨颈骨折旋转畸形,可附加 1 枚螺钉通过股骨颈固定至股骨头内。

4.内固定并植骨术

(1)适应证:陈旧性股骨颈骨折不愈合,或兼有股骨头缺血性坏死但无明显变形者或青壮年股骨颈骨折移位明显者。

(2)操作方法:可先行股骨髁上牵引,待骨折端牵开后,行手法复位空心加压螺钉经皮内固定(亦可手术时再行复位内固定),再视病情行带旋髂深动脉蒂、缝匠肌蒂的髂骨瓣或带股方肌蒂骨瓣等转位移植术。

5.截骨术

(1)适应证:陈旧性股骨颈骨折不愈合或畸形愈合,可采用截骨术以改善功能。

(2)操作方法:股骨转子间内移截骨术(麦氏)、孟氏截骨术、股骨转子下外展截骨术、贝氏手术等。但必须严格掌握适应证,权衡考虑。

6.人工髋关节置换术

(1)适应证:主要适用于60岁以上的陈旧性股骨颈骨折不愈合,内固定失败或恶性肿瘤、骨折移位显著不能得到满意复位和稳定内固定者,有精神疾病或精神损伤者及股骨头缺血性坏死等均可行人工髋关节置换术。

(2)操作方法:全身麻醉或硬膜外阻滞麻醉。手术入路可采用髋部前外侧入路(S-P入路)、外侧入路、后外侧入路等,根据手术入路不同采用相应的体位。对老年患者应时刻把保护生命放在第一位,要细心观察,防治合并症及并发症。

(三)药物治疗

1.中药治疗

按"伤科三期"辨证用药。早期瘀肿,疼痛较剧,宜活血化瘀,消肿止痛,用桃红四物汤加减;中期痛减肿消,宜通经活络,活血养血,用活血灵汤或舒筋活血汤;后期宜补肝肾,壮筋骨,用三七接骨丸。局部及远端肢体虚肿宜益气通络活血,用加味益气丸,肌肉消瘦、发硬、功能障碍者,宜养血通络利关节,用养血止痛丸。

2.西药治疗

如手术治疗,术前半小时预防性应用抗生素,术后一般应用3天。合并其他内科疾病应给予对症药物治疗。

(四)康复治疗

功能锻炼(主动、被动)主要包括以下三个方面。

(1)复位固定后即行股四头肌舒缩及膝踝关节的功能活动。

(2)1周后扶双拐下床不负重活动,注意保持外展位。Garden Ⅱ、Ⅳ型骨折可适当延缓下床活动时间。8周后可扶双拐轻负重活动,半年后视病情扶单拐轻负重行走,1年后弃拐进行功能锻炼,并注意定期复查。

(3)股骨颈骨折治疗的主要问题是骨折不愈合及股骨头缺血性坏死,所以中、后期的药物治疗及定期复查尤为重要。要嘱咐患者不侧卧、不盘腿、不内收伤肢。一旦出现股骨头缺血性坏死的征象,即应延缓负重及活动时间。

第六节　股骨转子间骨折

股骨转子间骨折又称股骨粗隆间骨折,系指由股骨颈基底至小转子水平以上部位所发生的骨折。是老年人常见的损伤,约占全身骨折的 3.57%,患者年龄较股骨颈骨折患者高 5～6 岁,青少年极罕见。男多于女,约为 1.5∶1。由于股骨转子部的结构主要是骨松质,周围有丰富的肌肉包绕,局部血运丰富,骨的营养较股骨头优越得多。解剖学上的有利因素为股骨转子间骨折的治疗创造了有利条件。因此,多可通过非手术治疗而获得骨性愈合,骨折不愈合及股骨头缺血性坏死很少发生,故其预后远较股骨颈骨折为佳。临床上大多数患者可通过手术治疗获得良好的预后。但整复不良或负重过早常会造成畸形愈合,较常见的后遗症为髋内翻,还可出现下肢外旋、短缩畸形。另外长期卧床易出现压疮、泌尿系统感染、坠积性肺炎等并发症。

一、病因病理与分类

(一)病因病理损伤原因及机制

该骨折与股骨颈骨折相似,多发生于老年人,属关节囊外骨折。因该处骨质疏松,老年人内分泌失调,骨质脆弱,遭受轻微的外力如下肢突然扭转、跌落或转子部遭受直接暴力冲击,均可造成骨折,骨折多为粉碎性。

(二)骨折分类

根据骨折部位、骨折线的形状及方向将股骨转子间骨折分为顺转子间骨折、逆转子间骨折。

1.顺转子间骨折

骨折线自大转子顶点的上方或稍下方开始,斜向内下方走行,到达小转子上方或稍下方。骨折线走向大致与转子间线或转子间嵴平行。依暴力方向及程度,小转子可保持完整或成为游离骨片。由于向前成角和内翻应力的复合挤压,可使小转子成为游离骨片而并非髂腰肌收缩牵拉造成。即使小转子成为游离骨片,股骨上端内侧的骨支柱仍保持完整,支撑作用仍较好,移位一般不多,髋内翻不严重。远端则可因下肢重量及股部外旋肌作用而外旋。若暴力较大,骨质过于脆弱,可致骨折片粉碎。此时,小转子变成游离骨片,大转子及内侧支柱亦破碎,成为粉碎性。远端明显上升,髋内翻明显,患肢外旋。其中顺转子间骨折中Ⅰ型和Ⅱ型属稳定性骨折,其他为不稳定性骨折,易发生髋内翻畸形。此型约占转子间骨折的 80%。

按 Evan 标准分为四型。①Ⅰ型:顺转子间骨折,无骨折移位,为稳定性骨折。②Ⅱ型:骨折线至小转子上缘,该处骨皮质可压陷或否,骨折移位呈内翻位。③ⅢA 型:小转子骨折变为游离骨片,转子间骨折移位,内翻畸形。④ⅢB 型:转子间骨折加大转子骨折,成为单独骨块。⑤Ⅳ型:除转子间骨折外,大小转子各成为单独骨块,亦可为粉碎性骨折。

2.逆转子间骨折

骨折线自大转子下方,斜向内上方走行,到达小转子上方。骨折线的走向大致与转子间嵴或转子间线垂直,与转子间移位截骨术的方向基本相同。小转子可能成为游离骨片。骨折移位时,近端因外展肌和外旋肌群收缩而外展、外旋;远端因内收肌、髂腰肌牵引而向内、向上移位。

根据骨折后的稳定程度 AO 的 Mtiller 分类法将转子间骨折分为 3 种类型。①A1 型:是简单的两部分骨折,内侧骨皮质仍有良好的支撑。②A2 型:是粉碎性骨折,内侧和后方骨皮质在数个平面上破裂,但外侧骨皮质保持完好。③A3 型:外侧骨皮质也有破裂。

二、临床表现与诊断

患者多为老年人,青壮年少见,儿童更为罕见。有明确的外伤史,如突然扭转、跌倒臀部着地等。伤后髋部疼痛,拒绝活动患肢,患者不能站立和行走。局部可出现肿胀、皮下瘀斑。骨折移位明显者,下肢可出现短缩,髋关节短缩、内收、外旋畸形明显,检查可见患侧大转子上移。无移位骨折或嵌插骨折,虽然上述症状较轻,但大转子叩击和纵向叩击足跟部可引起髋部剧烈疼痛。一般说来,股骨转子间骨折和股骨颈骨折的受伤姿势、临床表现及全身并发症大致相同。因转子间骨折局部血运丰富,所以一般较股骨颈骨折肿胀明显,前者压痛点在大转子部位,愈合较容易而常遗留髋内翻畸形。后者压痛点在腹股沟韧带中点下方,囊内骨折愈合较难。髋关节正侧位 X 线片可以明确骨折类型和移位情况,并有助于与股骨颈骨折相鉴别及对骨折的治疗起着指导作用。

骨折后,常出现神色憔悴,面色苍白,倦怠懒言,胃纳呆减诸症。津液亏损,气血虚弱者还可见舌质淡白,脉细弱诸候。中气不足,无水行舟,可出现大便秘结。长期卧床还可出现压疮、泌尿系统感染、结石、坠积性肺炎等并发症。老年患者感染发热,有时体温不一定很高,可仅出现低热,临床宜加警惕。

三、治疗

股骨转子间骨折的治疗方法很多,效果不一。骨折的治疗目的是防止髋内翻畸形,降低死亡率。国外报道,转子间骨折的病死率在 $10\% \sim 20\%$。常见的死亡原因有支气管肺炎、心力衰竭、脑血管意外及肺梗死等。具体选择何种治疗方法,应根据患者的年龄、骨折的时间、类型及全身情况,还要充分考虑患者及家属的意见,对日后功能的要求、经济承受能力、医疗条件和医师的手术技术和治疗经验等,进行综合分析后采取切实可行的治疗措施。在积极地进行骨折局部治疗的同时,还应注意防治患者伤前病变或治疗过程中可能发生的危及生命的并发症,如压疮、泌尿系统感染、坠积性肺炎等。争取做到既保证生命安全,又能使肢体的功能获得满意的恢复。

(一)非手术治疗

1.无移位股骨转子间骨折

此类骨折无须复位,可让患者卧床休息。在卧床期间,为了防止骨折移位,患肢要保持外展30°～40°,稍内旋或中立位固定,并避免外旋。为了防止外旋,患足可穿"丁"字鞋。也可用外展长木板固定(上至腋下7～8肋间,下至足底水平),附在伤肢外侧绷带包扎固定或用前后石膏托固定,保持患肢外展30°中立位。固定期间最好卧于带漏洞的木板床上,以便大小便时,不必移动患者;臀部垫气圈或泡沫海绵垫,保持床上清洁、干燥,以防骶尾部受压,形成压疮;如需要翻身时,应保持患肢体位,防止下肢旋转致骨折移位。应加强全身锻炼,进行深呼吸、叩击后背咳嗽排痰,以防坠积性肺炎的发生;同时应积极进行患肢股四头肌舒缩锻炼、踝关节和足趾屈伸活动,以防止肌肉萎缩和关节僵直的发生。骨折固定时间为8～12周。骨折固定6周后,可行X线片检查,观察骨生长情况,骨痂生长良好,可扶双拐保护下不负重下地行走;若骨已愈合,可解除固定;若未完全愈合,可继续固定3～5周,X线片检查至骨折坚固愈合。如果骨折无移位,并已连接,可扶拐下地活动,至于弃拐负重行走约需半年或更长时间。

2.牵引疗法

牵引疗法适用于所有类型的转子间骨折。由于病死率和髋内翻发生率较高,国外已很少采用,但在国内仍为常用的治疗方法。具体治疗应根据患者的骨折类型及全身情况,是否耐受长时间的牵引和卧床。一般选用Russell牵引,可用股骨髁上穿针或胫骨结节穿针,肢体安置在托马架或勃朗架上。对不稳定骨折牵引时注意牵引重量要足够,约占体重的1/7,否则不足以克服髋内翻畸形;持续牵引过程中,髋内翻纠正后也不可减重太多,以防止髋内翻的再发;另外牵引应维持足够的时间,一般8～12周,对不稳定者,可适当延长牵引时间。待骨痂良好生长,骨折处稳定后,练习膝关节功能,嘱患者离床,在外展夹板保护下扶双拐不负重行走,直到X线片显示骨折愈合,再开始患肢负重。骨折愈合坚实后去除牵引,才有可能防止髋内翻的再发。牵引期间应加强护理,防止发生肺炎及压疮等并发症。据报道,股骨转子间骨折牵引治疗,髋内翻发生率可达到

40%～50%。

3.闭合穿针内固定

闭合穿针内固定适用于无移位或轻度移位的骨折。采用局部麻醉,在 C 形臂 X 线透视下,对移位骨折,先进行复位,于转子下 2.5 cm 处经皮以斯氏针打入股骨颈,针的顶端在股骨头软骨下 0.5 cm 处,一般用 3 枚或多枚固定针,最下面固定针须经过股骨矩,至股骨颈压力骨小梁中。固定针应呈等边三角形或菱形在骨内分布,使固定更坚强。固定完成后,针尾预弯埋于皮下。在 C 形臂 X 线透视下行髋关节轻微屈曲活动,观察断端有无活动。术后患肢足部穿"丁"字鞋,保持外展 30°中立位。术后患者卧床 3 天后可坐起,固定 8～12 周后,行 X 线片检查,若骨折愈合,可扶双拐不负重行走,练习膝关节功能。

近年来越来越多的人主张在条件许可的情况下,为了防止骨折再移位,避免长期卧床与牵引,早期使用经皮空心钉内固定。但也不能一概而论,应视具体情况而定,因内固定本身是一种创伤,且还需再次手术取出。

(二)切开复位内固定

手术治疗的目的是要达到骨折端坚固和稳定的固定。骨折的坚固内固定和患者的早期活动被认为是标准的治疗方法。所以治疗前首先应通过 X 线片来分析骨折的稳定情况,复位后能否恢复内侧和后侧皮质骨的完整性。同时应了解患者的骨骼情况,选择合适的内固定器械,达到骨折的坚固和稳定固定的目的。转子间骨折常用的内固定物有两大类:带侧板的髋滑动加压钉和髓内固定系统。如 Jewett 钉、DHS 或 Richard 钉、Gamma 钉、Ender 钉、Kirintscher 钉等。

1.滑动加压髋螺钉内固定系统

滑动加压髋螺钉系统在 20 世纪 70 年代开始应用于一些转子间骨折的加压固定。此类装置由固定钉与一带柄的套筒两部分组成,固定钉可在套筒内滑动,以保持骨折端的紧密接触并得到良好稳定的固定。术后早期负重可使骨折端更紧密的嵌插,有利于骨折得以正常愈合。对稳定性骨折,解剖复位者,130°钉板;对不稳定性骨折,外翻复位者,用 150°钉板。常用的有带侧板的髋滑动加压钉固定。在 Richard 加压髋螺钉操作时,应首先选择进针点于转子下 2 cm 处,一般在小转子尖水平进入,于股骨外侧皮质中线放置合适的角度固定导向器,打入3.2 mm螺纹导针至股骨头下 0.5～1 cm 内,C 形臂 X 线正侧位透视检查,确认导针位于股骨颈中心且平行于股骨颈,并与软骨下骨的交叉点上。测量螺丝钉长度后,沿导针方向行股骨扩孔、攻丝,拧入拉力螺丝钉,将远端的套筒钢板插入滑动加压螺钉钉尾,然后以螺钉固定远端钢板。固定完毕后行髋关节屈伸、旋转活动,检查固定牢固,逐层缝合切口。术后患者卧床 3 天后可坐起,2 周后可在床上或扶拐不负重行膝关节功能练习。固定 8～12 周后,行 X 线片检查,若骨折愈合良好,可除拐负重行走,进行髋、膝关节功能锻炼。

2.髓内针固定系统

髓内针固定在理论上讲与切开复位比较有以下优点:手术操作范围小,骨折端无须暴露,手术时间短,出血量少。目前有两种髓内针固定系统用于转子间骨折的固定,即髁-头针和头-髓针。

(1)头-髓针固定:包括 Gamma 钉、髋髓内钉、Russell-Taylor 重建钉等。Gamma 钉即带锁髓内钉。在股骨颈处斜穿 1 枚粗螺纹钉,并带有滑动槽。该钉从生物力学角度出发,穿过髓腔与侧钢板不同,它的力臂较侧钢板短,因此在转子内侧能承受较大的应力,以达到早期复位的目的。术中应显露骨折部和大转子顶点的梨状肌窝,以开口器在梨状肌窝开孔并扩大髓腔,将髓内棒插入股骨髓腔,在股骨外侧骨皮质钻孔,以髓内棒颈螺钉固定至股骨头下,使骨折断端加压,然后固定远端螺钉,其远端横穿螺钉,能较好地防止旋转移位。适用于逆转子间骨折或转子下骨折。

(2)髁-头针固定:如 Kirintscher,Ender 和 Harris 钉。Ender 钉的髓内固定方法,20 世纪 70 年代在美国广泛应用。Ender 钉即多根细髓内钉。该钉具有一定的弹性和弧度,自内收肌结节上方进入,在 C 形臂 X 线透视检查下,将钉送在股骨头关节软骨下 0.5 cm 处,通过旋转改变钉的位置,使各钉在股骨头内分散,由于钉在股骨头颈部的走行方向与抗张力骨小梁一致,从而抵消了造成内翻的应力,3～5 枚钉在股骨头内分散,有利于控制旋转。原则上,除非髓腔特别窄,转子间骨折患者最少应打入 3～4 枚 Ender 钉;对于不稳定的转子间骨折且髓腔特别宽大时,可打入 4～5 枚使之尽可能充满髓腔。优点:①手术时间短,创伤小,出血量少;②患者术后几天内可恢复行走状态;③骨折部位和进针点感染机会少;④迟缓愈合和不愈合少。主要缺点:控制旋转不绝对可靠,膝部针尾外露过长或向外滑动,可引起疼痛和活动受限。

3.加压螺丝钉内固定

加压螺丝钉内固定适用于顺转子间移位骨折。往往在临床应用中需采用长松质骨螺钉固定,以控制断端的旋转。术后患肢必须行长腿石膏固定,保持外展 30°中立位,以防骨折移位,造成髋关节内翻。待骨折完全愈合后,才可负重进行功能锻炼。固定期间应行股四头肌舒缩锻炼,防止肌肉萎缩,有利于关节功能恢复。现此种方法在临床上已应用很少。

4.人工关节置换

股骨转子间骨折的人工关节置换在临床上并未广泛应用。术前根据检查的结果对患者心、脑、肺、肝、肾等重要器官的功能进行评估,做好疾病的宣教,向患者和家属说明疾病治疗方法的选择、手术的目的、必要性、大致过程及预后情况,对高危人群应说明有多种并发症出现的可能及其后果,伤前病变术前治疗的必要性和重要性,使患者主动地配合治疗。在老年不稳性转子间骨折,同时存在骨质疏松时,可考虑行人工关节置换。但对运动要求不高且预计寿命不长的老年患者,这一手术没有必要。而对转子间骨折不愈合或固定失败的患者是一种有效的方法。作者在严格选择适应证的情况下,对部分股骨转子间骨折患者行骨水泥人工股骨头置换术,取得了良好的效果,使老年患者更早、更快地恢复行走功能,减少了并发症的发生。

(三)围术期的处理

股骨转子间骨折与股骨颈骨折都多见于老年人,且年龄更大。治疗方法多以手术为主,做好围术期的处理,积极治疗伤前病变,提高手术的安全性,注重术后处理以减少并发症,在本病的治疗中占有十分重要的位置。

四、并发症

(一)压疮

股骨转子间骨折的患者往往需要长时间卧床,若护理不周,可在骨骼突出部位发生压疮。这是由于局部受压,组织因血液供应障碍,导致坏死,溃疡形成,经久不愈,有时还能发生感染,引起败血症。对此,应加强护理,以预防为主。对压疮好发部位,如骶尾部、踝部、跟骨、腓骨头等骨突部位应保持清洁、干燥,定时翻身,进行局部按摩,并注意在骨突出部加放棉垫、气圈之类。对已发生的压疮,除了按时换药,清除脓液和坏死组织外,还应给予全身抗生素治疗及支持疗法或投以清热解毒、托毒生肌中药。

(二)坠积性肺炎

坠积性肺炎是老年患者长期卧床或牵引、石膏固定常见的并发症。由于长期卧床,肺功能减弱,痰涎积聚,咳痰困难,易引起呼吸道感染,有的因之危及生命。对此,对长期卧床的患者,应鼓励其多作深呼吸及鼓励咳嗽排痰,并在不影响患肢的固定下加强患肢的功能活动,以便及早离床活动。

(三)髋内翻

髋内翻多因股骨转子间骨折复位不良,内侧皮质对位欠佳或未嵌插,内固定不牢所致。髋内翻发生后患者行走跛行步态,双侧者呈鸭行步态,类似双侧髋关节脱位。查体见患者肢体短缩,大转子突出,外展、内旋明显受限。单侧 Allis 征阳性,Trendelenburg 征阳性。X 线表现:骨盆正位片可见患侧股骨颈干角变小,股骨大转子升高,其多由于肌肉的牵引及重力压迫所致。

治疗上保守治疗效果不佳。对轻的髋内翻,不影响行动者可不处理,<120°的内翻,早期发现应做牵引矫正,年轻者应行手术矫正。根据股骨近端的正侧位 X 线平片,计算各个矫正角度,来制订术前计划,外翻截骨应恢复生物力学平衡,但在另一方面,要根据髋关节现有功能,限定矫正的度数,以免发生外展挛缩。手术方法有许多,常用的有两种,转子间或转子下截骨术。关节囊外股骨转子间截骨:术前在侧位 X 线片上测量患侧股骨头骨骺线与股骨干轴线形成的头一干角,并与正常侧对照,在蛙式位上测量股骨头一干角,确定其后倾角度,也与正常侧比较。两者之差,可作为确定术中楔形截骨块的大小。术中用片状接骨板或螺丝接骨板内固定,术后可扶拐部分负重 6～8 周,然后允许完全负重。转子间或转子下截骨:在股骨干及关节囊以外进行。不仅间接矫正颈之畸形,而且不影响股骨头的血液供应。通过手术将股骨头同心性地位于髋臼内,恢复股骨头对骨干轴线的功能位置。中度及重度滑脱时,股骨头在臼内后倾及向内倾斜,引起内旋、内收、外旋及过伸畸形。为同时矫正这种三种成分的畸形,可用三维截骨术,即远段外展、内收及屈曲,通常需要切除楔形小骨块,构成三维截骨的两个角性成分,再矫正旋转的角度,矫正后用钉板固定。切除的骨块咬成碎块充填于截骨区周围有助于新骨形成。从生物力学观点,它可有足够强度内固定,可减少术后固定,但术后最好仍用石膏固定,直至愈合。不论用什么方法,畸形可能复发,故要经常随访复查。

第四章

膝部及小腿损伤

第一节　膝关节半月板损伤

一、概要

膝关节半月板主要是纤维软骨组织,位于股骨、胫骨之间的关节隙两侧,内外各一。内侧半月板外形呈 C 形,外侧半月板近似于 O 形。半月板的横切面呈三角形(楔形),外缘厚,中央(游离缘)薄。半月板前、后角附着于胫骨平台前、后部(图 4-1)。

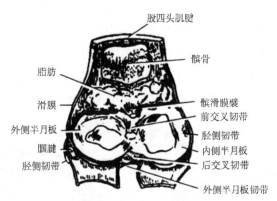

图 4-1　膝关节内外侧半月板

半月板的生理功能:①滚珠作用,有利关节的活动;②缓冲作用,吸收纵向冲击及震荡,保护关节软骨;③稳固关节作用,防止膝过度伸屈、膝内外翻及内外旋,也防止股骨过度前后滑移;④调节关节内的压力,分布关节液。半月板撕裂后功能丧失,反而引起关节继发病变。

半月板损伤在欧美地区以内侧半月板损伤较多,而在亚洲则以外侧半月板损伤较多,原因是亚洲地区外侧盘状半月板的人较多。

二、病因

本病主要由直接暴力和间接暴力引起,其中以间接暴力多见。最常见的是半月板矛盾运动的结果。

(1)当膝关节运动时,股骨髁和胫骨平台有两种不同方向的活动。屈伸时,股骨内外髁在半月板上面做前后活动;当旋转时,半月板则固定于股骨髁下面,其转动发生于半月板和胫骨平台之间。故半月板破裂往往发生于膝的伸屈过程中又有膝的扭转、挤压或内外翻动作时。在体育运动中,产生这种半月板矛盾运动的动作很多,很容易引起半月板损伤。

(2)以蹲位或半蹲位为主的工作人员反复的蹲立提重物,使膝关节常处于屈曲、伸直位,有时还有外翻和旋转动作,反复磨损引起外侧半月板或后角的损伤,病史中可无明显外伤史。

半月板损伤的类型:损伤类型可根据半月板撕裂形态而分,常见的有以下几种。①边缘分离:大多发生在内侧半月板前、中部,有自愈可能。②半月板纵裂:也称"桶柄样撕裂"或"提篮损伤"(图 4-2),大的纵裂易于产生关节交锁。③前角损伤:可为半月板实质撕裂,也可能为前角撕脱骨折。④后角损伤:多较难诊断,表现为膝后部疼痛(图 4-3)。⑤横行损伤:多发生在体部,临床疼痛较明显,偶有关节交锁。⑥水平劈裂:大多在半月板体部中段呈层状部分裂开,尤以盘状半月板多见,无论是关节造影还是关节镜检查均易漏诊,应撬起半月板内缘查看。⑦内缘不规则破裂:半月板内缘有多处撕裂,可产生关节内游离体、关节交锁与疼痛。⑧半月板松弛:常有膝不稳定感,关节间隙触诊可有凸出、压痛及滑进滑出感,半月板摇摆试验常阳性。

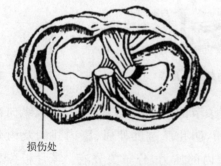

损伤处

图 4-2　半月板桶柄样撕裂

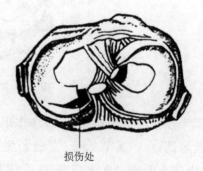

损伤处

图 4-3　半月板后角损伤

总之,半月板损伤后失去正常张力,产生异位活动,经常引起膝关节疼痛,关节积液,交锁,导致膝关节不稳,甚至引起膝关节骨性关节炎。半月板损伤后撕裂缘变圆钝,显微镜下可见软骨退行性变,细胞坏死,基质破坏等。陈旧性半月板损伤经常肿胀积液者,可引起滑膜肥厚,慢性滑膜炎反应的表现。

三、临床表现

(一)症状与体征

1.疼痛

疼痛是因半月板损伤后牵扯周围滑膜引起的。半月板撕裂后,其张力失常,膝关节运动时半月板的异常活动牵拉滑膜以致疼痛。疼痛特点是:固定在损伤的一侧,随活动量增加疼痛加重,部分患者疼痛不明显。

2.关节交锁

活动时突然关节"卡住"不能伸屈。一般急性期交锁不多见。多在慢性期出现。交锁后关节酸痛,不能伸屈。可自行或在医师帮助下"解锁"。"解锁"后往往会有滑膜反应肿胀,交锁特点固定于损伤侧。

3.弹响声

膝关节活动时可听到或感到半月板损伤侧有弹响声。

4.关节肿胀积液

急性损伤期,多有滑膜牵扯损伤或伴有其他结构损伤,往往关节积血积液。慢性期关节活动后肿胀,与活动量大小有关。关节液是黄色半透明的滑液。是慢性创伤性滑膜炎的结果。关节肿胀积液可用浮髌试验及膝关节积液诱发试验检查。

5.股四头肌萎缩

半月板损伤有明显症状,长期未治疗,可致股四头肌萎缩,股内侧肌更明显。但股四头肌萎缩不是特异体征。

6.关节隙压痛及突出

半月板损伤侧的关节隙压痛阳性,压痛点多与半月板损伤的部位相吻合(如体部损伤,压痛在体部)。还可触到损伤的半月板在关节隙处呈鞭条状隆凸,往往也是压痛所在。半月板隆凸对诊断有意义,但应与囊肿相鉴别。

7.半月板摇摆试验

方法是患者仰卧,膝伸直或半屈,医师一手托患膝,拇指缘放在内或外侧关节间隙,压住半月板缘,另一手握足部并内外摇摆小腿,使关节间隙开大缩小数次,如拇指感到有鞭条状物进出滑动于关节间隙或感到响声或疼痛,即表示该半月板损伤。

8.麦氏征(McMurray 征)

做法等于在重复损伤机制,对急性期患者由于疼痛多不能奏效,但对慢性期最常用,且有一定诊断价值。本法的准确率与检查者的经验有直接关系。传统认为麦氏征阳性必须由疼痛和膝关节内响声两者构成,但这种典型的阳性体征较难诱出,所以现在也有人认为,在麦氏征试验中,疼痛或响声两者其中之一出现,该试验即可为阳性。注意半月板损伤的响声与滑膜炎、膝关节骨关节病等细碎响声不同,为一种弹响声。具体方法是:医师一手握患者足部,另一手扶膝上,使小腿外展内旋,然后将膝由极度屈曲缓缓伸直,如关节间隙处有响声(听到或手感到)和/或疼痛,即表明内侧半月板损伤。也可反方向进行,外侧痛响,即外侧半月板损伤。

9.研磨试验

患者俯卧位,膝关节屈曲 90°,助手将大腿固定,检查者双手握患侧足向下压并旋转小腿,使股骨与胫骨关节面之间发生摩擦,半月板撕裂者可引起疼痛。若外旋位产生疼痛,表示内侧半月板损伤。若内旋位产生疼痛,表示外侧半月板损伤。

10.鸭步试验

患者全蹲位小腿分开,足外旋向前走,出现疼痛者为阳性。多说明半月板后角损伤。

11.半月板前角挤压试验

膝全屈,一手拇指按压膝关节隙前缘(半月板前角处),一手握小腿由屈至伸,出现疼痛为阳性。

半月板损伤常合并其他结构的断裂损伤,如内侧副韧带、交叉韧带断裂,关节软骨损伤,骨软骨骨折等。症状、体征往往复杂多样变化很大,尤其在损伤急性期,关节肿胀疼痛明显,须仔细检查明确诊断。

(二)辅助检查

半月板损伤依靠病史及临床检查多可做出较正确的诊断,但仍存在 5% 左右的误诊率,因此仍需要一些特殊检查来完善诊断,常见有如下辅助检查。

1.常规 X 线检查

其可排除骨关节本身的病变,关节内其他损伤和游离体。有人认为膝外侧间隙增宽、腓骨小头位置偏高对盘状软骨的诊断有一定价值。

2.关节造影

根据我们的经验,用空气和碘水双重对比造影,结合临床表现对半月板撕裂的诊断符合率可达96%。

3.磁共振成像(MRI)

该技术作为一种非侵入性、无放射线、无并发症的技术,用于半月板损伤的诊断价值较大,能发现一些关节镜难以发现的后角撕裂及半月板变性。其诊断正确率文献报道相差甚大,为70%～97%。但费用昂贵,有一定的假阳性和假阴性,这方面的研究需进一步发展。

4.膝关节镜

优点是既是诊断手段又是治疗手段,能直接看到关节内的病变及部位,损伤少,恢复快。诊断正确率可达95%。对半月板后角损伤和半月板水平裂诊断有一定难度。熟练掌握本法,需要专门的训练和知识,这方面直接关系到诊断正确率的高低。

5.超声波检查

这是一种无损伤的检查方法,与操作人员的经验有直接关系。

四、家庭保健护理

为了预防半月板损伤,运动前要充分做好准备活动,将膝关节周围的肌肉韧带充分活动开。要加强股四头肌的力量练习。股四头肌力量加强了,落在膝关节的负担量相应就会减少。另外不要在疲劳状态下进行剧烈的运动,以免因反应迟钝、活动协调性差而引起半月板损伤。

五、治疗

(一)保守治疗

1.急性期单纯半月板损伤

应抽去积液积血,局部冷敷,加压包扎,石膏托固定,制动2～3周。若有关节交锁,可用手法解锁后石膏托固定。解锁手法,患者侧卧,医师一手握住患足,一手固定患膝,先屈曲膝关节同时稍加牵引,扳开交锁膝关节间隙,然后来回旋转腿至正常范围,突然伸直膝关节,解除交锁,疼痛可立即解除,恢复原有伸屈活动。急性期中有时诊断不明,不必急于明确诊断,以免加重损伤,可按上法处理后,石膏托固定,待肿胀、疼痛消退后再检查。

2.未合并其他损伤的半月板损伤

先予以保守治疗,优点在于小裂伤有时急性期过后可无症状,边缘裂伤有时会自愈。具体手法:患者仰卧,放松患肢,术者左手拇指按摩痛点,右手握踝部,徐徐屈曲膝关节并内外旋转小腿,然后伸直患膝,初期可在膝关节周围和大腿前部施以滚、揉等法以促进血液循环,加速血肿消散。

(二)手术治疗

1.急性期半月板损伤

伴关节积液者,若关节积液严重,怀疑有交叉韧带断裂或关节内骨软骨切线骨折时,应行急诊手术探查,切除损伤的半月板,修复关节内其他损伤。

2.慢性期半月板损伤

诊断明确,且有症状并影响运动者,应手术治疗。能做半月板部分切除的尽量不做全切。有人认为半月板全切后,半月板有自然再生能力。但其再生的质量及时间均不足以防止骨关节炎的发生。对纵裂、大提篮撕裂、内缘小撕裂者宜做部分切除。边缘撕裂或前角撕裂者可做缝合。即使是全切除者,亦应在靠近关节囊的半月板实质中进行,避免出血。

3.手术后处理及功能锻炼

要求术后膝加压包扎加石膏后托固定。第2天床上练股四头肌静力收缩。内侧半月板手术者第3天开始直腿抬高,外侧手术者第5天直腿抬高,并带石膏托下地挂拐行走。10天拆线,2周去石膏,逐渐增加股四头肌力量,第3个月开始部分训练。康复要有计划按规律进行,以不加重关节肿痛为标准。关节镜手术后用大棉垫加压包扎膝关节,术后6小时麻醉消退后,就可以开始膝关节伸屈活动和股四头肌锻炼。对于术前股四头肌已有明显萎缩者,应积极鼓励其锻炼,并且需待股四头肌肌力恢复达一定程度后,方能负重和行走。

第二节　膝关节交叉韧带损伤

一、膝关节前交叉韧带损伤

膝关节前交叉韧带损伤是膝关节较为严重的运动创伤。由于韧带所在的解剖位置较深和功能的重要性,如未能早期发现和及时正确治疗,对运动训练和日常生活都会带来很大影响。

前交叉韧带起于胫骨上端非关节面髁间前区,与外侧半月板的前角紧密结合,止于股骨外髁内侧面的后部,即股骨干纵轴的后面。韧带可分为前内束和后外束。韧带纤维呈螺旋形分布。膝关节伸屈活动时,纤维束交叉扭转,以此调整膝关节活动中的稳定。膝关节屈曲 40°～50°,韧带张力最小,膝关节伸位或过屈位韧带张力最大。前交叉韧带的主要功能是防止胫骨离开股骨向前移位,同时兼有防止膝过伸、过屈及膝过度内翻的作用。

(一)病因与发病机制

1.膝关节内外翻损伤

篮球、足球及柔道运动员在运动训练或比赛时,由于竞争激烈,膝部被猛力碰撞或在凌空跃起落地时一足边缘着地,重心倾斜,使膝关节处于内翻或外翻位遭受暴力,造成前交叉韧带部分断裂或完全断裂。其中外翻位损伤较为多见,部分伤员常合并内侧副韧带和半月板撕裂。

2.膝关节过伸损伤

武术、足球运动员比赛时膝关节伸直位,对方球员撞击或踢伤小腿上段,胫骨上端接受暴力后突然后移,造成前交叉韧带断裂。足球运动员踢球不准确,即"踢漏脚"时,小腿的重力和股四头肌的收缩力形成"链枷"样作用,造成前交叉韧带断裂。

3.膝关节屈曲损伤

足球或柔道运动员比赛时,当膝关节处于屈曲位时,小腿后方如突然受到暴力打击,可造成前交叉韧带单纯断裂。

膝关节前交叉韧带断裂的部位可在下起点、上止点或中段,以下起点和中段为多见(图 4-4)。

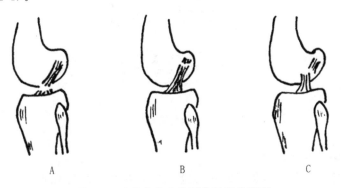

图 4-4　膝关节前交叉韧带断裂的类型

A.韧带下起点离断;B.韧带上止点离断;C.韧带中段离断

前交叉韧带断裂后第 1 周即开始退行性变,3～6 个月后在关节液的侵蚀和自身缺血中多数逐渐溶解而不复存在。

(二)症状及体征

1.急性受伤史

如膝关节内外翻或膝过伸过屈位损伤病史。

2.膝关节疼痛和不稳

伤员主诉,受伤当时有关节撕裂感,疼痛剧烈,随后即不能参加常规训练和比赛,不能站立行走,感觉关节不稳。

3.膝关节肿胀功能受限

膝关节前交叉韧带损伤常有关节出血,如附着点骨片撕脱,出血更快,关节腔积血较多时肿胀明显。伤员常将患肢保持在屈曲位,拒绝帮助扶持,伤侧膝关节伸屈活动明显受限。

(三)检查

1.抽屉试验

伤员平卧位,屈膝90°,屈髋45°,足底踏于床上,助手固定骨盆。医师坐于床上,臀部轻压患者双足,双手拇指放于胫前,其余四指怀抱腘部,将胫骨近端向前拉,如错动幅度超过健侧,前抽屉试验阳性,表示前交叉韧带有断裂,将胫骨近端向后推,移动幅度超过健侧,后抽屉试验阳性,表示后交叉韧带损伤(图4-5)。

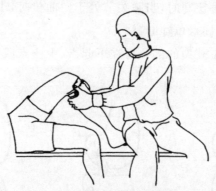

图 4-5　膝关节抽屉试验

2.Lachman 试验

伤员平卧,屈膝20°,足部放在床上,医师两手分别握住股骨下端与胫骨上端,做方向相反的前后错动,如错动幅度超过健侧,视为阳性(图4-6)。

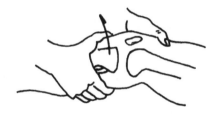

图 4-6　Lachman 试验

3.垂腿位抽屉试验

伤员坐于床边,双小腿自然下垂,肌肉放松,医师双膝固定小腿,双手握住伤员胫骨上端,进行前抽屉试验,如活动幅度超过健侧即为阳性(图 4-7)。

4.轴移试验

患者斜卧位,患侧在上,足内旋放于诊察床上,医师两手置于膝上下,予以外翻应力,膝部逐渐屈曲,股骨外髁有向前半脱位,屈曲至 20°左右时,胫骨髁有突然复位的错动感,即为阳性(图 4-8)。

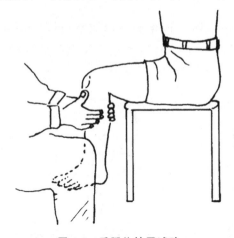

图 4-7　垂腿位抽屉试验

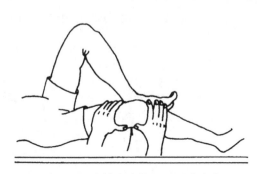

图 4-8　膝轴移试验(ALRI 试验)

值得注意的是即使这些试验阳性,也不能简单地认为前交叉韧带已断裂,因为有时合并损伤也能出现假阳性。腘肌腱在半月板和腓骨小头附着点断裂时,前内旋位抽屉试验显示假阳性。鉴别的方法是将伤足稍外旋行前抽屉试验即为阴性。膝内侧副韧带后斜束和纵束同时断裂,膝外旋位前抽屉试验也可表示假阳性。此时将小腿内旋行前抽屉试验假阳性即消失。后交叉韧带断裂,胫骨近端向后塌陷,前抽屉试验将其向前拉至正常位置有错动,与健侧对比可资鉴别。

5.X线检查

(1)Segond征阳性:X线正位像,胫骨平台外侧有撕脱骨折片时表示前交叉韧带断裂。

(2)X线正位像:如显示胫骨棘有撕脱骨折片翘起,可能是交叉韧带下止点断裂(图4-9)。

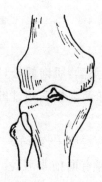

图4-9 胫骨棘骨折提示前交叉韧带下止点可能损伤

(3)应力X线片:前抽屉试验下X线侧位像。屈膝90°,以股骨后髁的切线为基线进行测量,与健侧对比,如小腿前移超过5 mm,表示前交叉韧带断裂,后移5 mm,表示后交叉韧带断裂(图4-10)。

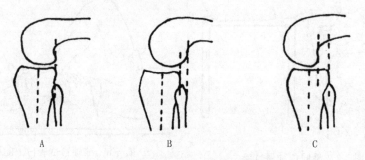

图4-10 膝关节前后应力X线测量

A.正常;B.前交叉韧带断裂;C.后交叉韧带断裂

6.MRI检查

用MRI诊断交叉韧带损伤,有人统计准确性为93.6%。难以确诊的病例可行MRI检查。

7.关节镜检查

急性外伤性关节血肿,体格检查韧带损伤有怀疑但很难肯定或急性复合性损伤,对交叉韧带损伤和半月板损伤有较多怀疑,可行关节镜检查,利于确诊和采取早期治疗措施。

(四)治疗

1.非手术治疗

前交叉韧带部分断裂属新鲜损伤者,可以前后石膏托固定膝关节 3～4 周,拆除外固定后须进行积极的功能活动。

2.手术治疗

前交叉韧带完全断裂属新鲜损伤或确诊在 2 周以内者,应以手术缝合为首选。尽管有学者认为早期手术会加重滑膜炎和关节纤维反应,但多数学者认为早期手术后膝关节功能恢复快,活动能力强,关节趋向稳定。但对于普通人群来说,手术与否应考虑多种因素,例如患者的年龄,有否合并关节囊或半月板损伤,活动能量及患者的要求等,要考虑患者的个体差异性。

前交叉韧带断裂在胫骨附着点带有骨块时,可以克氏针在胫骨结节内侧斜向外上钻孔,对准撕脱骨折块穿出,造成骨孔道 2 个,以尼龙线或钢丝 8 字穿过前交叉韧带近端,拉出骨孔道固定在胫骨上。前交叉韧带断裂在股骨附着点撕脱时,在股骨外髁外侧面对准附着点钻通两个骨通道,以多根尼龙线均匀穿过韧带远断端,牵出骨孔道固定在股骨髁外侧面(图 4-11)。

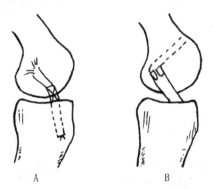

图 4-11　前交叉韧带断裂修复术

A.前交叉韧带于胫骨棘附着点撕脱修复;B.前交叉韧带于股骨髁附着点断裂修复

前交叉韧带体部断裂(中段),将两断端吻合后,再将缝线引出股骨、胫骨的骨孔道,相向拉紧固定在骨面上,这样较为坚固可靠(图 4-12)。

陈旧性前交叉韧带断裂可用自体髌韧带、半腱肌腱(图 4-13)、股薄肌腱、髂胫束(图 4-14)及人工材料等移植物修补。各种材料中以髌韧带重建前交叉韧带较为理想(图 4-15)。

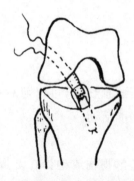

图 4-12　前交叉韧带中段断裂修复术

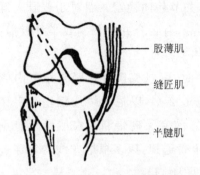

股薄肌

缝匠肌

半腱肌

图 4-13　前交叉韧带断裂半腱肌修复术

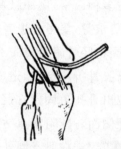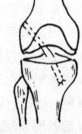

图 4-14　前交叉韧带断裂髂胫束加强修复术

　　膝关节前交叉韧带断裂在关节镜下手术修复,术中创伤小,术后恢复也较快。

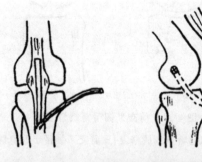

图 4-15　前交叉韧带断裂髌韧带瓣修复术

　　前交叉韧带重建的时机是立即或择期,孰优孰劣目前仍有争议。大多数学者主张伤后先进行关节活动,有了适当的活动度,肿胀趋向消退,然后从容不迫地择期重建较为有利。Graf 报道重建前交叉韧带的 375 例患者中,术后屈曲<125°,伸直差 10°以上者,都是集中在伤后 7 天内手术的患者。

前交叉韧带重建成功与否取决于移植物的力学质量、位置、张力、固定及康复是否得当。

目前使用较多的移植物：①自体骨-髌腱-骨（BPTB）；②自体四股半腱肌；③跟腱或阔筋膜；④同种异体 BPTB。

在施行同种异体移植物手术前对供体须进一步进行实验室检查，以排除人类免疫缺陷病毒（HIV）、肝炎、梅毒、慢性病毒、肿瘤及感染等。在切取异体移植物时应注意供体死亡后取材时间，一般规定冷冻尸体 24 小时内，室温下限为 12 小时内。

前交叉韧带修复重建术，在确定骨孔道定向时应考虑关节屈伸活动中将移植物的弯曲和应变减至最小限度。术中如胫骨孔道靠前太多，可造成股胫撞击和伸直受限。股骨骨孔道如过于靠前，弊端更大，可出现韧带缩短，关节活动度减少，若勉强活动可造成韧带断裂。一些学者主张，股骨钻孔最佳定向冠状面向外侧倾斜 20°，矢状面向前侧倾斜 23°。胫骨钻孔冠状面向内倾斜 24°，矢状面向前倾斜 50°（图 4-16）。骨孔道钻好后应将孔道边缘的毛糙突起磨平，以减少移植物的磨损。

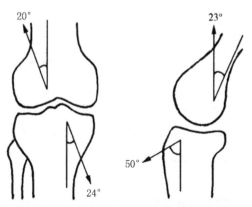

图 4-16　前交叉韧带重建术股骨和胫骨的钻孔定向

关于移植物的强度，Noyes 等经实验证实，髌腱的强度是正常前交叉韧带的 68%，半腱肌为 70%，股薄肌为 49%。

移植物的初始张力很重要，初始张力过低，股骨与胫骨出现异常活动，膝关节松弛，应力增加，移植物结合不良。初始张力过高，股胫关节压力增加，可出现关节强直或伸直受限。目前对移植物的最佳初始张力尚难以做出标准确定。一些学者主张在膝关节完全伸直位将移植物拉紧可避免张力过高。Noyes 主张膝关节屈曲 20°，移植物的张力前移 5 mm 较为理想。Burks 认为移植物的张力要根据移植物的不同材料来源及长度来确定,髌腱复合体的张力需 16 N,半腱肌 38 N,髂胫束 60 N。

自体腘绳肌移植前交叉韧带取材时要注意勿损伤隐神经。隐神经从后内侧关节间隙水平行经股薄肌浅面,屈膝 90°隐神经向后方滑移。术中分离肌腱时注意隐神经在缝匠肌与股薄肌腱之间的筋膜层穿出,要仔细辨认,避免损伤。

前交叉韧带重建将移植物予以固定的方式,有钛挤压螺钉、生物可吸收挤压螺钉、丝线及螺杆、U 形钉及内纽扣等。移植物若为带骨的髌腱,目前普遍认为金属挤压螺钉较为适宜。

前交叉韧带重建术后如各种韧带肌腱等动力结构之间的平衡失调,可出现关节纤维化的屈曲挛缩,其发病率在 4%～15%。由于关节内纤维形成,肌内软弱失调,也可出现关节僵直。原因:①移植物位置不准确形成髁间窝纤维化。②因活动减少髌上囊纤维化。③开放手术出现股骨外髁和股骨髁上纤维化。关节纤维化造成屈曲或伸直受限,伸直受限损害更大,因为伸直不完全,股四头肌无力,出现屈膝步态,髌股之间因活动受限而疼痛。

关节纤维化的预防措施包括手术,宜在肢体肿胀消退和关节活动度恢复之后进行,康复的观念应贯穿术前及术后。早期认识关节纤维化形成的原因并适当采取措施是预防的关键。

关节纤维化的治疗包括推拿、功能疗法及关节镜下清创及松解术。膝关节屈曲挛缩俯卧位踝部增加重量予以活动和冷冻疗法也有一定疗效。Lobenhoffer 认为屈曲挛缩历时 1 年以上,宜行后关节囊切除术。Vacguero 报道关节松解术可以明显改善关节的活动度,如非手术治疗不满意,宜行关节镜下股四头肌松解术及外侧支持带松解术。

前交叉韧带重建在运动损伤的治疗中使用较为广泛,但需要翻修者也不在少数。据报道,前交叉韧带重建失败率 5%～52%,这个数字应该引起我们高度警觉。前交叉韧带重建失败的原因:①关节纤维化;②伸膝装置功能不全;③关节炎;④关节松弛。

关节纤维化已如前述。伸膝装置功能不全在前交叉韧带重建术后的并发症中最为常见,其原因有切取自体移植时可能造成髌骨骨折、肌腱断裂、髌腱无力或股四头肌腱损伤等,也有髌腱力线异常或外侧髌骨压迫症。

"隐性骨损伤"是近年来提出的新名词,若以"拔出萝卜带出泥"来比喻,可能更易于理解。前交叉韧带离断时,影像学检查甚至肉眼直视其附着点完好无损,其实部分病例韧带附着点附近的骨小梁及其血管已遭受局限性断裂,骨小梁周围有微小渗血。据报道前交叉韧带损伤的患者中,76%以上存在隐性骨损伤。

形成关节炎的病因可能是原始损伤已有骨软骨骨折、半月板损伤或康复不当等累积而成。

关节松弛造成关节不稳定,在所有前交叉韧带移植重建的失败病例中占7%～8%。出现关节松弛的原因有手术的技术操作,也有移植物的生物性能的优劣,关键是找出造成关节不稳定的根本原因和翻修的最佳方法。

前交叉韧带重建失败在手术技术上的失误主要有移植物取材不当,骨孔道不在解剖位置上,髁间窝成形术不符合生理活动,移植物张力不当及移植物内固定不坚固等。

青少年前交叉韧带损伤,因骨骼发育未成熟,立即行韧带重建术,可能导致股骨和胫骨的骨骺损伤。所以对骨骺未闭合者须先行非手术治疗,以支具或康复活动保持关节活动度,待骨发育接近成熟时行前交叉韧带重建术较为适宜。

3.基因治疗

近年来在运动损伤的治疗中出现了一支令人可喜的具有划时代意义的奇葩——基因治疗。基因治疗的作用和意义已经被许多实验和临床所证实。对细胞因子的研究最初阶段是受免疫和肿瘤反应所启发。例如白细胞介素、克隆刺激因子、干扰素等涉及免疫与造血调控的多肽类物质在刺激增殖等方面与细胞生长因子的功能有所相似和重叠,将生长因子(TGFs)和肿瘤坏死因子(TNFs)加以转化,用于刺激组织的生长功能,这显然是很有应用前途的方法。实验证实,软组织在愈合过程中,细胞因子在愈合的炎症期和再生期可发生下列作用:①减轻组织的炎症反应。②减少组织的瘢痕形成。③促进软组织的功能恢复。

韧带细胞纤维排列紧密,属无血管性纤维。韧带的细胞构成种类很少,所以韧带的愈合是既缓慢又复杂的过程。细胞因子可使韧带的愈合趋向进步和完善。很多细胞因子对韧带的愈合有促进作用,例如 FGFs、TGF-βs、PDGFs 等。近年来发现 BMP_{12} 和 BMP_{13} 有参与肌腱韧带形态发生的功能。

不同的韧带对各种生长因子的反应也会有差异。例如 MCL 的愈合能力比 ACL 强,当生长因子组合(bFGF、TGFβ1、PDGF 及胰岛素)发生作用时,MCL 可以生长更多的活性细胞。

随着对细胞因子的深入研究和应用,近年来有一种方法是将自体细胞加上增补的细胞因子使其联合发生作用。例如,应用取自骨髓或骨膜的自体间质细胞或增加取自皮肤及其他组织的成纤维细胞,可使韧带愈合中的替代物迅速增殖。这种有细胞基质和细胞因子组成的物质为软组织的愈合提供了新的选择方法。

细胞因子和生长因子为伤口的成功愈合提供了必要的条件。这些因子调节血管生长和有丝分裂,促成细胞分化、基质合成或重塑。细胞因子的来源并非单一性,在伤口愈合的不同时期来自血小板、白细胞、巨噬细胞及组织间质细胞等。

设法在伤口愈合部位促成细胞因子局部合成以加速愈合过程显然是合理的。将转基因疗法与局部注射细胞因子相比,转基因细胞可在愈合部位停留一定时间,以分泌所需要的细胞因子。

运动医学的基因治疗是将选择的基因转移至靶组织中,使转基因细胞在若干时间内维持基因表达水平,促进组织和伤口愈合。

目前基因治疗一方面应用前景非常广阔,另一方面也被一些不利因素所困扰。问题之一是基因表达的时间太短。例如滑膜细胞基因表达一般多在 4 周内即自行消失。自体肌腱移植时间有所延长,基因表达可超过 6 周。其次是有关基因表达的知识,我们所涉及的仅仅是冰山之一角,远远没有了解和获取诸如基因的全部类型、反转录病毒的安全性、基因表达时间的延长以及利用基因治疗缩短愈合的过程和提高组织愈合质量的规律性等。但尽管如此,将基因转移至软骨、半月板、韧带和肌腱进行生物化学治疗,促进伤口愈合,为运动损伤的治疗提供了一种新的途径,这显然是非常令人鼓舞的。

二、膝关节后交叉韧带损伤

膝关节后交叉韧带是膝关节静力稳定中的重要结构。它起于胫骨髁间后窝后部,向内上方走行,止于股骨内髁髁间前内侧部。韧带分为前后两束,前束在外,后束在内。膝关节屈曲时前束紧张,伸直时后束紧张。后交叉韧带比前交叉韧带粗大,力量大约是前交叉韧带的两倍。后交叉韧带的主要功能是防止胫骨后移,限制胫骨过伸,适当体位尚有限制旋转和外展的作用。

后交叉韧带损伤在全部膝关节韧带损伤中占 3%～20%,其中单独损伤占30%,伴有其他韧带损伤占 70%。

(一)病因与发病机制

1.屈膝位损伤

篮球、足球及跆拳道等运动在训练和比赛时膝关节屈曲位,对方运动员以膝盖、肩部或足部踢压或撞击胫骨近端,使之突然向后移位,造成膝关节后交叉韧带断裂。这种损伤形式较为多见,可合并膝关节内侧或外侧副韧带损伤,也有合并前交叉韧带断裂,造成膝关节脱位(图 4-17)。

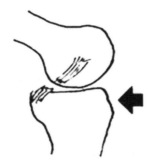

图 4-17　膝屈曲位,胫前受到向后打击,后交叉韧带断裂

2.过伸位损伤

膝关节伸直位,突然被人从前方踢向后方,形成后交叉韧带损伤。如暴力强大,可合并前交叉韧带断裂或关节囊和外侧副韧带损伤(图 4-18)。

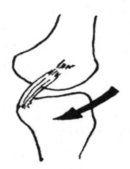

图 4-18　膝过伸位,胫前受到向后打击,后交叉韧带断裂

(二)症状及诊断

1.伤史

膝关节屈曲位或过伸位急性损伤史。

2.膝部剧烈疼痛肿胀

受伤当时有突然撕裂样疼痛,如出血较多,关节积血,肿胀明显。

3.伤肢功能受限

不能继续参加训练活动,常保持在屈膝位以减少疼痛,膝关节明显不稳定。

4.后抽屉试验

后抽屉试验阳性。

5.重力试验阳性

伤员平卧床上,医师将其双足上抬,使屈髋屈膝均呈 90°,伤侧小腿因重力而下沉,胫骨上端与健侧对比有凹陷,称为重力试验阳性。

6.X 线检查

如膝关节后交叉韧断裂在下止点,常能显示骨折片。应力位 X 线检查即后抽屉试验下拍片,胫骨后移 5 mm 以上有重要意义。为求确诊可行 MRI 或关节镜检查。

(三)治疗

膝关节后交叉韧带新鲜断裂应早期手术缝合为妥。韧带下止点断裂,如骨折块较大可以骨松质螺钉固定骨块于胫骨上。如不能固定,在胫骨前后方向钻出骨孔道,以钢丝或尼龙线"8"字形缝合韧带拉至骨孔道口,固定于胫前(图 4-19)。

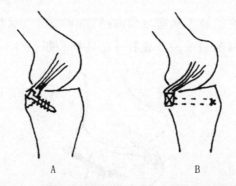

A   B

图 4-19　后交叉韧带胫骨附着区撕脱离断修复法

A.撕脱骨块螺钉固定;B.骨块不能固定,胫骨钻孔,丝线或钢丝固定

后交叉韧带如在上止点离断,须在股骨上钻出两个孔道,缝线"8"字贯穿韧带远断端,拉出骨孔道固定在股骨上(图 4-20)。

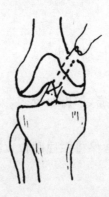

图 4-20　后交叉韧带股骨髁附着区离断股骨钻孔丝线或钢丝固定法

后交叉韧带如在中段断裂,可选择自体材料、同种异体材料或人工韧带等进

行重建手术。

膝关节后交叉韧带损伤可在膝关节镜下探查和修复,同时可探查和修复其他韧带及半月板等。

近年来对于后交叉韧带运动损伤的治疗有不同观点。

根据 Boynton 和 Tietjens 等报道,膝关节后交叉韧带损伤发生关节不稳定的情况较少。在一组 154 例后交叉韧带慢性松弛的患者中,主诉关节不稳定仅占 23%,48% 无功能性不稳定。有功能性不稳定者多发生在快速度下突然改变方向的时候。后交叉韧带运动损伤的患者中 72% 能重新参加原项运动或更高水平的运动。

后交叉韧带损伤要注意有否合并半月板损伤。据 Boynton 和 Tietjens 报道,225 例后交叉韧带损伤的患者中,有 34 例伴有半月板损伤,外侧半月板纵形裂伤最常见。对于这些合并半月板损伤的病例,有学者主张手术治疗。

后交叉韧带损伤的手术指征,一些学者认为伤后膝关节轻度或中度松弛(向后松弛<10 mm)可采用非手术疗法,同时进行关节的早期功能锻炼活动。后交叉韧带附着点撕脱骨折移位、韧带联合损伤及关节严重松弛(向后松弛>10 mm)的患者是手术的最佳适应者。后交叉韧带慢性松弛导致功能性不稳定,可选择韧带重建术以恢复功能。

后交叉韧带损伤急性修复宜在 2～3 周进行,移植物以骨-髌腱-骨、股四头肌腱或腘绳肌腱较为适宜。

第三节　膝关节侧副韧带损伤

一、概述

膝关节侧副韧带损伤非常多见,尤其常见于足球、摔跤、篮球、橄榄球及从事冰雪项目和跳跃动作的运动员。一旦损伤后应尽快得到明确诊断,从而获得有效治疗。膝关节外侧副韧带是膝外侧稳定的静力结构,可对抗膝关节内翻应力。它是个较小的韧带,膝伸直时绷紧,屈曲时放松。膝关节外侧稳定,更有赖于阔筋膜、髂胫束、股二头肌和腘肌的加强,加之遭受内翻损伤时,受到对侧肢体的保护,因此临床膝关节内侧副韧带损伤远比外侧要多。但损伤后不应孤立地考虑,有时内外侧副韧带损伤可能会同时发生,也可能合并交叉韧带或半月板的损伤,所以应全面考虑,还应仔细检查是否合并腓总神经损伤。

二、病因与发病机制

膝关节无论是在伸直位还是屈曲位,各种能造成小腿突然外展的暴力,均可使膝关节发生突然外翻,引起膝关节内侧副韧带损伤。轻者发生部分纤维撕裂,重者可造成内侧副韧带完全断裂,甚至合并交叉韧带或半月板破裂。如足球运动员用足内侧踢球用力过猛,或当站立时突然有一强大外力撞击膝关节外侧,均可造成此种损伤。内侧副韧带是对抗胫骨外旋应力的主要静力结构之一,当单足站立,躯干过度内旋造成小腿过度外旋位时,最易损伤膝关节内侧副韧带。如铁饼和链球运动员在掷铁饼和链球做旋转动作时,易发生膝关节内侧副韧带损伤。

而在暴力作用于膝关节内侧或小腿外侧,造成突然膝内翻情况下,则会发生膝关节外侧副韧带损伤或断裂,此类损伤易发生在从事摔、跃等运动的运动员,舞蹈演员和体力劳动者。临床所见膝关节外侧副韧带断裂,多合并外侧关节囊的损伤,有时甚至合并腘肌腱、交叉韧带、半月板、腓肠肌外侧头、腓总神经、髂胫束或股二头肌等损伤,甚至还会伴有撕脱骨折的发生。

三、临床表现

(一)症状与体征

1.膝关节内侧副韧带损伤

(1)疼痛:膝关节内侧副韧带损伤为外翻应力作用于小腿引起,表现为内侧局限性疼痛,关节外翻时疼痛加重。

(2)肿胀:膝关节内侧肿胀,当合并关节内损伤时可出现全关节肿胀,重者可出现浮髌试验阳性,穿刺可抽出关节内血性积液,有时可出现膝关节内侧皮下瘀斑。

(3)活动障碍:伤后大多存在不同程度的膝关节活动障碍。

(4)压痛:膝关节内侧局限性压痛明显,并可扪及关节内侧有缺损处。

(5)膝关节内侧方应力试验显示阳性:合并交叉韧带断裂时,尤为显著。

(6)关节交锁:当出现关节交锁时,表示可能伴有半月板或交叉韧带的损伤,或膝内侧副韧带深层断裂的断端嵌入关节内。

2.膝关节外侧副韧带损伤

(1)疼痛:膝关节外侧副韧带损伤或断裂,多发生在止点处,多数伴有腓骨小头撕脱骨折,故临床主要症状为膝关节外侧局限性疼痛。

(2)肿胀:腓骨小头附近肿胀、皮下淤血、局部压痛。

(3)活动障碍:膝关节活动障碍,有时可合并腓总神经损伤,表现为足部麻木,甚至足不能背伸。

(4)膝关节外侧方应力试验阳性:当伸直位侧方应力试验阴性,而屈曲 30°时为阳性,此时表示膝关节外侧副韧带断裂合并外侧关节囊、韧带的后 1/3、弓状韧带损伤;当伸直位和屈曲 30°均为阳性时,表示膝关节外侧副韧带断裂同时合并交叉韧带断裂。当伸直位阳性、屈曲位阴性时,表示单纯膝外侧副韧带断裂或松弛。

(二)辅助检查

X 线检查对诊断膝内侧副韧带断裂有重要价值,撕脱骨折者可以显出有骨折片存在。加压下外展位(内展位)双膝正位 X 线片,对本病更有诊断意义。具体方法如下。

取 1%普鲁卡因压痛点注射后,患者平卧,两踝之间置放一软枕,用弹力绷带缠紧双大腿下端至膝关节上缘处,拍摄双膝关节正位 X 线片。当膝关节内侧间隙加宽但不超过 5 mm 时,为内侧副韧带部分断裂;而膝关节内侧间隙明显加宽,>10 mm 时则为侧副韧带完全断裂;当合并有交叉韧带断裂时,X 线可示膝关节处于半脱位状态。

膝关节外侧副韧带损伤时拍摄膝关节的 X 线正、侧位片,可见有腓骨小头骨折,但对确定膝外侧副韧带断裂诊断的依据不充分。小腿内收位双膝 X 线正位片,对诊断的价值则较大。其投照方法是:先在膝关节外侧压痛点处用 1%普鲁卡因封闭止痛后,患者取仰卧位,双膝之间放一圆的软枕,再用弹力绷带缠紧双踝关节及小腿的远端,然后摄双膝正位 X 线片。当膝外侧副韧带断裂时,伤肢膝关节外侧间隙较健侧加宽,当合并交叉韧带断裂时,膝关节外侧间隙增宽更为明显。健侧膝关节的间隙则无明显改变。

四、治疗

诊断明确后,应积极早期治疗。

(一)保守治疗

1.手法治疗

侧副韧带部分撕裂者,初诊时应予伸屈一次膝关节,以恢复轻微的错位,并可以舒顺筋膜,但手法不可多做,以免加重损伤。新鲜损伤肿痛明显者手法宜轻,日后随着肿胀的消退,手法可逐渐加重。而晚期手法则可解除粘连,恢复关节功能。

(1)内侧韧带损伤治疗手法:患者坐于床边,两腿自然下垂,一助手坐于患侧。两手扶伤侧大腿,二助手于患者的背后扶其两肩。术者半蹲位于患者前方。以右侧损伤为例,左手握于膝部,示指卡住髌骨固定之。另一手拿其小腿的下端,使小腿下垂牵引之。医师先点按血海、阴陵泉、三阴交等穴。然后在损伤局部及其上下施以揉、摩、擦等法。然后膝关节由内向外摇晃6~7次,然后医师站起,身体向外,拿小腿的手倒手变为向外牵拉,扶膝的手变握膝的内侧,使膝关节屈曲旋转于90°位,扶膝的手沿关节间隙推顺其筋。最后将患肢伸直,术者双手掌在膝关节两侧施捋顺、捻散的手法。

(2)外侧韧带损伤治疗手法:患者侧卧床上,伤肢在上,助手固定大腿下端,勿使晃动。术者一手拿膝,拇指按之,另一手拿踝,做小腿摇法,晃动膝部,再与助手用力相对牵引,然后将膝关节屈曲。同时撤去助手。使膝关节与髋关节尽力屈曲。拿膝的手的拇指用力向膝内侧归挤按压,将伤肢拔直,术者拇指在伤处进行捋顺、捻散法。

2.固定治疗

固定对膝关节内、外侧副韧带损伤非常重要,尤其在损伤的早期。对肿胀严重者,固定前应先将膝关节内的血肿抽吸干净。

(1)膝内侧副韧带轻度损伤或仅有部分断裂者:可采用固定治疗,经查体及膝关节外层位X线拍片无明显阳性发现,仅存在膝关节内侧轻度肿胀和局限性压痛的患者,表示存在有膝内侧副韧带轻度损伤或仅有部分断裂的可能,此类患者,可将膝放于20°~30°屈曲位用石膏前后托制动,以利于损伤的愈合,并指导患者练习股四头肌力量,约1周后即可带石膏下地行走,3~6周后去除石膏,开始做膝关节伸、屈活动的锻炼,其功能可逐渐恢复。若经3~4周锻炼观察,显示膝关节不稳,应考虑侧副韧带完全断裂或膝部其他韧带合并伤的可能,宜行手术修复。

(2)对于损伤较轻的单纯膝外侧副韧带损伤者:膝内收应力X线显示关节间隙开大0.4 cm,可用弹性绷带加压包扎;关节间隙开大为0.5~1.2 cm,给予抽尽膝关节内积血加压包扎,屈膝20°前用长腿石膏托固定,6周后拆除石膏,开始练习膝关节活动。石膏固定期间,应加强股四头肌收缩训练,以防止发生失用性肌萎缩。

3.药物治疗

损伤早期以消肿止痛为主,可用复元活血汤等汤剂,也可服用七厘胶囊、回生第一丹等中成药。损伤中期,以活血化瘀为主,主要用桃红四物汤等,也可服用大、小活络丹等药物。后期以滋补肝肾为主,主要用滋补肝肾的药物。

4.练功疗法

损伤轻者在第 2、3 天后鼓励患者做股四头肌的功能锻炼,以防止肌肉萎缩和软组织粘连。膝关节的功能锻炼对于消除关节积液有好处。后期或手术后患者,膝关节功能未完全恢复者,可做膝关节伸屈锻炼运动及肌力锻炼,如体疗的蹬车,或各种导引的功能疗法。

(二)手术治疗

完全断裂与陈旧性内侧副韧带断裂者,应考虑行手术治疗。根据损伤的范围和程度及是否合并其他韧带损伤,其手术方法也不相同。

1.膝关节内侧副韧带损伤的手术治疗

各种手术均采用仰卧位。在硬膜外麻醉(或腰麻)及气囊止血带下,取膝内 S 形切口。起自股骨内髁上方 1.5～2.0 mm 处,止于股骨内髁前侧,注意保护大隐静脉及隐神经。韧带断裂处多数可见深筋膜下有血肿存在。应仔细分离探查,必要时可做膝关节外展分离试验,以明确韧带断裂的部位。内侧副韧带深层断裂时,往往在浅层中有血肿或淤血斑,此时应沿浅层韧带纤维走行方向进行挤压,即可发现浅韧带出现皱襞或泡状隆起。

(1)膝关节内侧副韧带浅层断裂的修补方法:应视断裂的部位不同而采用不同的方法。在上、下附着处断裂者,其修补方法相同。当撕脱端带有较大的撕脱骨折片者,可用螺丝钉固定。骨折片小或无骨折片者,则在韧带附着处凿一浅槽,在槽的边缘各钻 2 个孔,用粗丝线将断端固定于槽内。内侧副韧带中部断裂时,应行端端缝合或重叠缝合。当内侧副韧带撕裂严重有较多缺损,或经过修补仍不够坚强时,可按陈旧性内侧副韧带断裂处理。

(2)膝关节内侧副韧带深层断裂修复方法:先纵行分开浅层韧带的纤维,在直视下对深层韧带断裂处进行端端缝合。

(3)内侧副韧带断裂合并前交叉韧带断裂的修补方法:其原则是先行修补前交叉韧带后,再修补膝关节内侧副韧带,具体方法各异。

(4)陈旧性膝关节内侧副韧带断裂的治疗:凡陈旧性的膝关节内侧副韧带断裂者,特别是合并前交叉韧带断裂时,膝关节的限制作用遭到破坏。由于长期慢性牵拉而继发其他韧带的松弛,造成膝关节侧方直向不稳定和前内侧旋转不稳,继而发生前外侧旋转不稳定和后内侧旋转不稳定,甚至发生复合不稳等。由于膝关节内侧副韧带的断裂,失去了韧带紧张时使股四头肌产生反射性收缩的机制,导致股四头肌失用性萎缩,最终造成下肢功能的严重障碍。由于陈旧性膝关节内侧副韧带断裂处理困难,治疗效果较差,故目前对其治疗方法的意见尚不完全一致,但近来多数学者认为以行手术修复为宜。其方法有两大类,即静力修复法和动力修复法。

静力修复法:系利用膝关节附近的软组织,对损伤的韧带及缺损进行修补。常用的材料有伤处附近的筋膜或肌腱,也可将已经断裂的韧带行紧缩缝合,以恢复其张力。此种方法往往可得到立竿见影的效果,但是由于所借用的材料缺乏血液供给,久之则发生继发性弹性降低而逐渐松弛,所以往往远期效果不太理想。

动力修复法:系将正常肌腱移位,利用肌肉的拉力,达到稳定膝关节的目的,如半腱半膜肌移位代侧副韧带术等。

术后处理:上述诸手术术后,均行下肢全长石膏前后托固定于膝关节屈曲10°~20°。如为单纯韧带、肌腱等软组织修补缝合者,固定3周后,去除石膏前后托,开始下肢功能锻炼;凡做骨孔、骨槽或骨片的韧带、肌腱起止点移位固定者,术后4~6周去除石膏前后托,练习下肢的功能。

2.膝关节外侧副韧带损伤的手术治疗

膝关节外侧副韧带完全断裂,过去认为可以不必进行修补,但近年来观察,未进行修补者,有的后遗症明显,常导致膝关节前外侧旋转不稳定。如合并前交叉韧带损伤,则更为明显。当合并后交叉韧带损伤时,则发生后外侧旋转不稳定,出现股骨外髁向后旋转半脱位。所以,近年来对严重外侧副韧带断裂或保守治疗未愈者,一经确诊,即决定手术修复。常用的手术方式有撕脱骨折切开复位内固定和腓总神经探查术、膝关节外侧副韧带缝合术、膝外侧副韧带紧缩术等。

手术后处理及功能锻炼:上述膝外侧副韧带损伤术后,均需使用长腿前后石膏托固定于膝关节屈曲30°位4~6周。外固定期间要主动练习股四头肌收缩,以防止股四头肌发生失用性肌萎缩。去除石膏外固定后,积极练习膝关节及全下肢的活动。

五、康复护理

日常应注意进行体育锻炼,活动前应尽量做好锻炼前的热身准备,避免在锻炼或运动时身体处于僵硬状态,尤其在冬季锻炼时。在运动或锻炼时要注意不要在单腿负重状态下猛然旋转膝关节或受到侧方的应力,最好在关节处特别是膝关节部位进行必要的保护,诸如穿着护膝、小腿处安放护腿板等。另外还应在进行运动或锻炼前掌握必要的一些相关锻炼或运动的知识,要根据自己的体能、柔韧性以及全身情况选择合适的运动方法和掌握合理的运动量。

第四节　髌　骨　骨　折

髌骨为人体最大的籽骨,位于膝关节之前。髌骨骨折占全部骨折损伤的10%,多见成年人。

髌骨是膝关节的一个组成部分,切除髌骨后,在伸膝活动中可使股四头肌肌力减少30%左右,因此,髌骨有保护膝关节、增强股四头肌肌力、伸直膝关节最后 10°～15° 的作用,除不能复位的粉碎性骨折外,应尽量保留髌骨。髌骨后面是完整的关节面,其内外侧分别与股骨内外髁前面形成髌股关节,在治疗中应尽量使关节面恢复平整,减少髌股关节炎的发生。横断骨折有移位者,均有股四头肌腱扩张部断裂,致使肌四头肌失去正常伸膝功能,治疗髌骨骨折时,应修复肌腱扩张部的连续性。

一、病因

骨折病因为直接暴力和肌肉强力收缩所致。直接暴力多因外力直接打击在髌骨上,如撞伤、踢伤等,骨折多为粉碎性,其髌前腱膜及髌骨两侧腱膜和关节囊多保持完好,骨折移位较小,亦可为横断骨折、边缘骨折或纵形劈裂骨折。肌肉强力收缩者,多由于股四头肌猛力收缩,所形成的牵拉性损伤,如突然滑倒时,膝关节半屈曲位,股四头肌骤然收缩,牵拉髌骨向上,髌韧带则固定髌骨下部,而股骨髁部向前顶压髌骨形成支点,三种力量同时作用造成髌骨骨折。肌肉强力收缩多造成髌骨横断骨折,上下骨块有不同程度的分离移位,髌前筋膜及两侧扩张部撕裂严重。

二、诊断要点

患者有明显外伤史,伤后膝前方疼痛、肿胀,膝关节活动障碍。检查时在髌骨处有明显压痛,粉碎性骨折可触及骨擦感,横断骨折有移位时可触及一凹沟。膝关节正侧位 X 线片可明确诊断。

X线检查时需注意：侧位片虽然对判明横断骨折以及骨折块分离最为有用，但不能了解有无纵形骨折以及粉碎性骨折的情况。而斜位片可以避免髌骨与股骨髁重叠，既可显示其全貌，更有利于诊断纵形骨折、粉碎性骨折及边缘骨折。斜位摄片时，若为髌骨外侧损伤可采用外旋 45°位，如怀疑内侧有损伤时，则可取内旋 45°。如临床高度怀疑有髌骨骨折而斜位及侧位 X 线片均未显示时，可再照髌骨切位 X 线片。

三、治疗方法

髌骨骨折属关节内骨折，在治疗时必须达到解剖复位并修复周围软组织损伤，才能恢复伸膝装置的完整，防止创伤性关节炎的发生。

(一)整复固定方法

1.手法整复外固定

(1)整复方法：复位时先将膝关节内积血抽吸干净，注入 1‰普鲁卡因 5～10 mL，起局部麻醉作用，而后患膝伸直，术者立于患侧，用两手拇示指分别捏住上下方骨块，向中心对挤即可合拢复位。

(2)固定方法。①石膏固定法：用长腿石膏固定患膝于伸直位。若以管型石膏固定，在石膏塑形前摸出髌骨轮廓，并适当向髌骨中央挤压使骨折块断面充分接触，这样固定作用可靠，可早期进行股四头肌收缩锻炼，预防肌肉萎缩和粘连。外固定时间不宜过长，一般不要超过 6 周。髌骨纵形骨折一般移位较小，用长腿石膏夹固定 4 周即可。②抱膝圈固定法：可根据髌骨大小，用胶皮电线、纱布、棉花做成套圈，置于髌骨处，并将四条布带绕于托板后方收紧打结，托板的两端用绷带固定于大小腿上。固定 2 周后，开始股四头肌收缩锻炼，3 周后下床练习步行，4～6 周后去除外固定，做膝关节不负重活动。此方法简单易行，操作方便，但固定效果不够稳定，有再移位的可能，注意固定期间应定时检查纠正。同时注意布带有否压迫腓总神经，以免造成腓总神经损伤。③闭合穿针加压内固定：适用于髌骨横形骨折者。方法是皮肤常规消毒、铺巾后，在无菌操作下，用骨钻在上下骨折块分别穿入一根钢针，注意进针方向须与髌骨骨折线平行，两根针亦应平行，穿针后整复。骨折对位后，将两针端靠拢拉紧，使两骨折块接触，稳定后再拧紧固定器螺钉，如无固定器亦可代之以不锈钢丝。然后用乙醇纱布保护针孔，防止感染，术后用长木板或石膏托将膝关节固定于伸直位(图 4-21)。④抓髌器固定法：方法是患者取仰卧位，股神经麻醉，在无菌操作下抽净关节内积血，用双手拇、示指挤压髌骨使其对位。待复位准确后，先用抓髌器较窄的一侧钩刺入皮肤,钩住髌骨下极前缘和部分髌腱。如为粉碎性骨折,钩住其主要的骨块和最大的骨块,然后再用抓髌器较宽的一侧,钩住近端髌骨上极前缘亦即张力带处。如为上极粉碎性骨折,先钩住上极粉碎性骨块,再钩住远端骨块。注意抓髌器的双钩必须抓牢髌骨上下极的前侧缘。最后将加压螺旋稍加拧紧使髌骨相互紧密接触。固定后要反复伸屈膝关节以磨造关节面,达到最佳复位。骨折复位后应注意抓髌器螺旋盖压力的调整,因为其为加压固定的关键部位,松则不能有效地维持对位,紧则不能产生骨折自身磨造的效应(图 4-22)。⑤髌骨抱聚器固定法:电视 X 线透视下无菌操作,先抽尽膝关节腔内积血,利用胫骨结节髌骨外缘的关系,在胫骨结节偏内上部位,将抱聚器的下钩刺穿皮肤,进入髌骨下极非关节面的下方,并向上提拉,确定是否抓持牢固。并用拇指后推折块,让助手两手拇指在膝关节两旁推挤皮肤及皮下组织向后以矫正翻转移位。将上针板刺入皮肤,扎在近折块的前侧缘上,术者一手稳住上下针板,令助手拧动上下手柄,直至针板与内环靠近,术者另一手的拇指按压即将接触的折端,并扣压内外侧缘,以防侧方错位,并加压固定。再利用髌骨沿股间窝下滑及膝关节伸屈角度不同和髌股关节接触面的变化,伸屈膝关节,纠正残留成角和侧方移位。应用髌骨抱聚器治疗髌骨骨折具有骨折复位稳定、加速愈合、关节功能恢复理想的优点(图 4-23)。

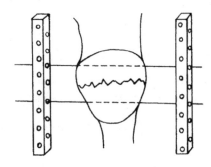

图 4-21　闭合穿针加压内固定

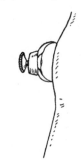

图 4-22　抓髌器固定法

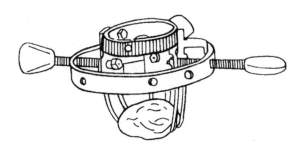

图 4-23　髌骨抱聚器固定法

2.切开复位内固定

切开复位内固定适用于髌骨上下骨折块分离在 1.5 cm 以上、不易手法复位或其他固定方法失败者。方法是在硬膜外麻醉或股神经加坐骨神经阻滞麻醉下,取膝前横弧形切口,切开皮肤皮下组织后,即进入髌前及腱膜前区,此时可见到髌骨的折面及撕裂的支持带,同时有紫红色血液由裂隙涌出,吸净积血,止血,进行内固定。目前以双 10 号丝线、不锈钢丝、张力带钢丝固定为常用(图 4-24)。

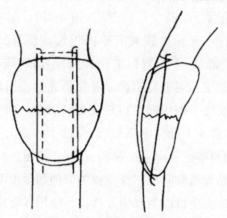

图 4-24　张力带钢丝内固定

(二)药物治疗

髌骨骨折多瘀肿严重,初期可用利水逐瘀法以祛瘀消肿。若采用穿针或外固定器治疗者,可用解毒饮加泽泻、车前子;肿胀消减后,可服接骨丹;后期关节疼痛活动受限者,可服养血止痛丸。外用药初期肿胀严重者,可外敷消肿散。无移位骨折,可外贴接骨止痛膏。去固定后,关节强硬疼痛者,可按摩展筋丹或展筋酊,并可用活血通经舒筋利节之苏木煎外洗。

(三)功能康复

复位固定肿胀消退后,即可下床活动,让膝关节有小量的伸屈活动,使髌骨关节面得以在股骨滑车的磨造中愈合,有利于关节面的平复。2～3 周,有托板固定者应解除,有限度地增大膝关节的活动范围,6 周后骨折愈合去固定后,可用指推活髌法解除髌骨粘连,以后逐步加强膝关节屈伸活动锻炼,使膝关节功能早日恢复。

第五节　胫骨平台骨折

一、概述

胫骨平台骨折是下肢常见的骨折,占全身骨折的 1%～2%,开放性胫骨平台骨折占 1%～3%。胫骨平台骨折包括关节面和胫骨干骺骨折,常合并周围解剖结构的损伤,如股骨远端骨折、腓骨小头骨折、内外侧副韧带损伤、前后交叉韧带损伤、腓总神经损伤等。年轻人群中胫骨平台骨折的发病率逐渐增加,以高能量损伤为主;随着人口的老龄化,发生胫骨近端脆性骨折的数量也在增加,老年人群胫骨平台骨折以骨质疏松骨折为主。由于胫骨平台特殊的解剖结构,所以容易受到高能量和低能量致伤机制损伤。胫骨平台能够承受较大的体重和压力,胫骨近端周围软组织较少,更容易出现肿胀、张力性水疱、皮下瘀斑、皮肤坏死、开放性骨折、骨髓炎等,因此,胫骨平台骨折需要更加注意手术时机和手术方式的选择,尽量避免手术切口相关并发症发生。选择最佳的手术方案必须详细了解病史及骨折损伤机制。

二、应用解剖

胫骨平台骨折是累及骨及软组织的复杂性损伤,所以应该了解膝关节的骨性和软组织解剖结构。

(一)骨性解剖

内外侧髁的大小和形状不完全相同,内侧髁较大,关节面为椭圆形,中部微凹(凹形),内侧副韧带附着于平台内侧髁下方,内侧平台后方向骨干延伸较外侧平台平缓,内侧平台坚硬(劈裂骨折为主),抵抗骨折能力内侧平台＞外侧平台;外侧髁较小,关节面三角形,中部微凸(球形),外侧平台比内侧平台高 2～3 mm,外侧平台薄弱(塌陷和劈裂多见);腓骨头位于外侧胫骨平台的后外侧缘,在膝关节下方与胫骨组成胫腓骨近端关节,是腓总神经走行的重要骨性标志。腓骨头是膝关节后外侧角稳定装置附着点,由腓侧副韧带、腘肌腱、股二头肌腱组成;Gerdy 结节为胫骨外侧髁前面光滑圆形的隆起,髂胫束的止点,也是前外侧手术入路的标志;鹅足止点位于胫骨平台前内侧,是股薄肌肉、半腱肌、缝匠肌三者共同止点,内侧入路时,鹅足向后拉或者可以切断再缝合;胫骨粗隆是髌韧带的附着点,髌韧带宽度大约 3 cm;外侧平台比内侧平台高,胫骨近端轻微内翻,胫骨近端内侧角＝87°(85°~90°),对于胫骨近端骨折或对线不良,理解胫骨内外侧髁高度对恢复肢体对线和高度较为重要。胫骨平台前后缘连线与胫骨中上段前侧骨皮质切线的垂线之间构成的夹角为胫骨平台后倾角,内外侧后倾角不同,内侧平均 14.8°,外侧平均 11.8°。

(二)软组织解剖

1.软骨与半月板

内外侧平台都有透明软骨,外侧平台关节软骨约 4 mm 较内侧 3 mm 稍厚。内侧半月板较大,呈 C 型,前端窄后端宽,外缘与关节囊及胫侧副韧带紧密相连。外侧半月板较小,似 O 型,外缘亦与关节囊相连。

2.韧带

(1)前交叉韧带:起自胫骨髁间隆起的前方内侧,与外侧半月板的前角愈合,斜向后上方外侧,纤维呈扇形附着于股骨外侧髁的内侧,防止胫骨前移中发挥重要作用,经常在胫骨平台骨折中受累。

(2)后交叉韧带:较前交叉韧带短而强韧,并较垂直,起自胫骨髁间隆起的后方,斜向前上方内侧,附着于股骨内侧髁的外侧面,在防止胫骨过度后移中发挥重要作用。

(3)后内侧韧带复合体:指内侧副韧带和腘斜韧带,防止胫骨外翻和向后内侧移位的。内侧副韧带起自股骨内侧髁,远端附着点宽约 7 cm,附着于内侧关节线下的胫骨平台内侧缘,此韧带常在单髁或双髁胫骨平台骨折时受累。内侧副韧带深浅两层,前中后束,抵抗外翻外旋应力。

(4)后外侧韧带复合体:后外侧解剖非常重要,因为后外侧角常在平台骨折中受累。包括腘肌、腓侧副韧带、股二头肌、髂胫束、腓肠肌外侧头、髌腓韧带、腓总神经等重要解剖结构。限制膝关节内翻和胫骨相对于股骨后移外旋的作用。

(5)胫骨平台骨折周围血管和神经损伤:膝关节的血供十分丰富,由股动脉、腘动脉、胫前动脉和股深动脉的多个分支在膝关节周围吻合形成动脉网。腘动脉在膝关节后方分出内侧膝上动脉、内侧膝下动脉、外侧膝上动脉、外侧膝下动脉,横向绕膝关节向前方延伸,并与前方血管吻合构成膝关节动脉网。腘动脉于比目鱼肌上缘分为胫前动脉、胫后动脉和腓动脉。腘动脉近端被大收肌的收肌裂孔固定在股骨干上,中部分支绕膝固定,远端被比目鱼肌肌腱弓固定,所以,膝关节脱位及严重的胫骨平台骨折移位明显时容易损伤腘动脉。腓总神经绕腓骨颈下方,胫骨平台外侧髁严重骨折伴有腓骨颈部骨折,骨折分离移位时更容易损伤腓总神经。

三、损伤机制

胫骨平台骨折的损伤：损伤方向由外向内的外翻应力损伤或由内向外侧的内翻应力损伤；过伸应力和屈曲应力损伤；垂直应力（轴向）损伤；前后及侧方旋转应力（后柱骨折）损伤。单纯的劈裂骨折在年轻人中更常见，年轻人软骨下骨较为坚硬，能抵御上方股骨髁的压缩应力，但未能抵御剪切应力，致使发生胫骨平台的劈裂骨折。随着年龄的增长，骨质密度下降，骨质更加疏松，对压缩应力的抵抗力减低，劈裂骨折加压缩骨折更为常见。伴随着骨折可发生相关的软组织损伤，外翻胫骨平台骨折发生相关的内侧副韧带或前交叉韧带损伤，内翻应力产生内侧平台的损伤同时合并外侧副韧带、后交叉韧带、腓总神经和血管的损伤。

四、骨折分型

（一）Schatzker 分型

Schatzker 分型（图 4-25）是临床常用的胫骨平台骨折的分型方法，根据分型可以指导手术入路和固定方法，但唯一不足之处该分型对于胫骨平台后侧髁部的剪切骨折没有确切的描述。该分型系统可分为低能量损伤（Ⅰ～Ⅲ型）和高能量损伤（Ⅳ～Ⅵ型）。

1. Ⅰ 型

骨小梁坚硬、骨质致密的年轻患者最常见的平台骨折，关节面不发生碎裂，单纯劈裂性骨折，骨折线常在矢状面上发生。

2. Ⅱ 型

此类骨折受到更大的暴力，或骨质较差。外侧髁劈裂压缩性骨折最常见40～50 岁患者，由于关节面下的松质骨不能承受股骨外侧髁的压力，导致关节面压缩和劈裂性骨折。

3. Ⅲ 型

此骨折与骨质较差有关，由低能量损伤造成。是外侧平台的单纯压缩性骨折。老年骨质疏松者，关节面下松质骨小梁更为稀疏，受到外力时，关节面碎裂而不会劈裂，此时可能需要对外侧皮质进行支持固定。

4. Ⅳ 型

此型骨折线通常靠近外侧，穿过髁间嵴，或者在髁间嵴的外侧，从而导致内侧平台与外侧平台分离。此型平台骨折属于高能量损伤机制导致，并伴有水平移位,内侧平台骨折很少是稳定性骨折,早期可能发生移位,更多见是不稳定骨折,常见膝关节半脱位或完全脱位,如果出现脱位常会导致腘动静脉、腓总神经和膝关节前后交叉韧带、内外侧副韧带损伤。虽然胫骨内侧平台骨折发生率低,但是这种骨折合并发生神经血管和韧带损伤概率较高。此型骨折需要格外注意的是,拍摄 X 线和 CT 检查时不能显示损伤当时出现的骨折移位情况,如膝关节脱位,所以拍片检查即使是移位较轻的内侧平台骨折也有损伤神经血管的概率。这类骨折骨筋膜室综合征发生也有较高的风险,所以患者入院后仔细检查神经、血管、膝关节及小腿的皮肤张力情况。

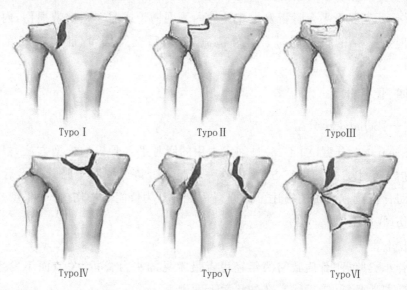

图 4-25 Schatzker 分型

5.Ⅴ型

关节面完全骨折,双侧平台形成楔形骨折块,干骺端相互分离,骨折线通过髁间区域,髁间区域仍相对完整,骨折线一般不通过负重关节面。由于十字韧带一般会完整附着在髁间嵴或一侧平台上,出现关节不稳定比较少见。由于负重时会导致胫骨髁向远端移位,导致髁间嵴骨折线增宽,一般手术治疗可以获得良好的复位。

6.Ⅵ型

胫骨平台骨折是双髁骨折,这种骨折同时伴有内外侧平台骨折合并干骺端骨折,粉碎程度更加严重,关节面、髁间嵴、干骺端完全分离,这种类型骨折通常是由于高能量损伤导致,一般伴有严重的关节及周围软组织的损伤,早期手术治疗,可能术区切口周围出现皮肤软组织坏死、感染、骨髓炎等风险较高。

（二）AO分型

AO分类系统根据骨折的解剖位置、形态进行分类,该分型复杂、难记忆,对临床手术指导意义不大,适合论文研究。

1.A型

A型为关节外及干骺端的骨折:A1型为撕脱性骨折;A2型为干骺端简单骨折;A3型为干骺端粉碎性骨折。

2.B型

B型为部分关节内骨折:B1型为单纯劈裂骨折;B2型为单纯压缩性骨折;B3型为劈裂-压缩骨折。

3.C型

C型为完全关节内骨折:C1型为关节内和干骺端均为简单骨折;C2型为关节内简单骨折,干骺端粉碎性骨折;C3型为关节内和干骺端均为粉碎性骨折。

（三）CT分型

根据三柱理论分型分为三种（图4-26）:单柱骨折;双柱骨折;三柱骨折。

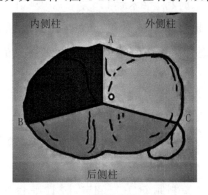

图4-26　三柱理论分型

（四）四柱或四象限概念分型

根据三柱理论启发分型,前内侧柱骨折、前外侧柱骨折、后内侧柱骨折、后外侧柱骨折。需要特别注意的是后内侧柱骨折与后外侧柱骨折的损伤机制、骨折特点、手术入路、处理方法均有明显差异。

五、临床诊断与评估

了解受伤经过是判断损伤严重程度的线索,接诊医师应该尽可能了解损伤机制。受伤机制能够充分了解是否有神经、血管、韧带、软组织损伤的可能。充分了解病史能够掌握受伤时的暴力方向,有利于评估骨折周围软组织、神经血管损伤情况。如运动员膝关节外侧受到外翻位损伤可能会导致内侧副韧带损伤,过伸位损伤可能会导致前后交叉韧带、神经血管损伤。

体格检查:严重的膝关节损伤都会有腘动脉损伤的可能性,所以快速诊断和手术治疗是挽救肢体、生命的有效办法。外伤后膝关节疼痛、肿胀、活动受限,仔细检查皮肤创口、软组织肿胀损伤程度、骨折畸形、关节脱位、关节不稳定、肢体远端动脉搏动、肢体的感觉运动功能评估神经损伤。对于膝关节的高能量损伤,需严格评估肢体远端动脉搏动情况及血管超声检查。入院初期即使足背动脉搏动和血管超声检查未提示异常,后期也要对肢体肿胀程度、运动感觉功能、牵拉痛等连续检查,预防伤后的最初几天内筋膜室综合征的发生,尤其是伤后第1天或前两天的评估检查,检查并详细记录患肢轻触觉、肌肉力量及腓深浅神经功能,一些体征的出现可能提示腓神经受损或筋膜室综合征。被动牵拉足趾做屈伸出现疼痛,且肢体运动和感觉功能逐渐加重无明显缓解,必须警惕筋膜室综合征的发生。注意观察软组织肿胀非常重要,避免发生筋膜室综合征的发生,同时也有助于选择合适的手术时机、手术切口、是否需要临时外固定治疗。皮肤移动度增大或皮下波动可能是严重皮下软组织脱套伤的表现。皮肤其他体征如皮肤瘀斑、肿胀、水疱,尤其是血性水疱将会增大软组织坏死的风险。

六、影像检查

(一)X线检查

常规膝关节正侧位、双斜位检查,斜位拍摄检查,膝关节内旋40°~45°观察外侧平台;外旋40°~45°观察内侧平台,目前膝关节CT扫描已经将此检查取代。胫骨平台像:X线球管向头侧倾斜10°~15°,胫骨平台切线位片,能观察关节面和髁间嵴骨折。准确认识术中影像正常解剖结构非常重要,有助于术中评估复位与固定(图4-27)。

(二)血管造影

怀疑血管损伤,可以行血管造影检查,明确血管损伤部位,及早行血管修复术。

(三)CT扫描

胫骨平台骨折属于关节内骨折,目前三维CT扫描更全面系统的检查,通过矢状位和冠状面的 CT 扫描能清晰显示胫骨平台骨折块的大小及骨折块移位情况,对于指导临床手术治疗非常有帮助。

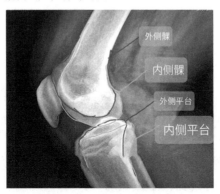

外侧髁

内侧髁

外侧平台

内侧平台

图 4-27　膝关节解剖

(四)磁共振检查

更加精准的评估膝关节稳定结构如膝关节前后交叉韧带、内外侧副韧带、内外侧半月板等相关软组织情况。

七、手术治疗

胫骨平台骨折属于关节内骨折,治疗目标是保护关节运动功能、关节稳定性、关节面完整性及肢体对线、预防创伤关节炎发生。治疗原则:任何导致关节不稳定的胫骨平台骨折都需要切开复位内固定;只有切开复位更能最大限度恢复关节面平整性;关节面骨折的坚强内固定和解剖状复位是保护膝关节功能的绝对条件。随着胫骨平台骨折损伤程度的增加,合并存在的软组织损伤程度也在增加。如果软组织损伤严重,那么立刻行切开复位内固定风险较高,一期可急诊采用跨损伤区域的外固定架固定,从而既能恢复肢体对线和骨折固定,早期稳定骨折,又有利于膝关节周围软组织修复,预防软组织进一步损伤,观察治疗伤口,保护修复神经血管。应用外固定架技术要求:外固定架骨钉必须位于损伤区以外;固定螺钉严禁拧入影响下一步手术的切口或内植物位置;外固定架必须维持肢体长度,应当保持膝关节处于轻度外翻、屈曲体位。

胫骨平台骨折最终考虑手术治疗,需根据几种因素制定手术方案。如仔细观察关节面压缩程度;胫骨平台骨折线的范围和宽度;内外侧胫骨平台和干骺端分离程度;周围软组织的损伤程度。绝对手术指征:开放骨折、骨筋膜室综合征、合并血管损伤的胫骨平台骨折急诊手术。相对手术指征:移位的双侧和内侧平台骨折;外侧平台骨折合并膝关节不稳定或关节面移位;骨折合并膝关节内翻、外翻超过 10°;骨折后,平台增宽超过 5 mm;骨折合并膝关节脱位。

(一)手术入路

原则:简单、方便;有利于复位;有利于固定;减少附加损伤。

1.前外侧入路

该入路应用最为广泛。外侧平台骨折是低能量创伤性骨折形式中最常见的类型,所以最常用的入路是前外侧手术入路。该入路能够最大限度地暴露外侧平台,同时对软组织损伤小。首先确定髌骨、髌韧带、Gerdy 结节、腓骨头的解剖位置;切口近端沿关节间线近侧后方,向前绕过 Gerdy 结节,沿胫骨结节外侧向远端延伸。若需向上延伸,可采取 S 形,沿股骨外侧中线延伸至外侧髁;若需向下延伸,则可延伸胫骨脊外侧向下延长切口。

2.后内侧入路

该入路仰卧位实施,垫起对侧的髋关节。推荐用于内侧柱或后侧柱内侧的骨折。入路应当指向胫骨近端的内侧脊,鹅足可以向前牵开或者切断,关闭切口时再修补。若要暴露半月板和关节面,注意不要损伤后内侧复合体,该结构是稳定膝关节的重要结构。根据需要显露手术范围,如果使用后侧支撑钢板,切口可适当稍偏后。

3.前外侧和后内侧联合入路

该切口可用于同时显露胫骨内、外侧平台,两切口之间至少保留 7 cm 皮桥,防止胫前皮肤坏死。高能量创伤性Ⅳ、Ⅴ、Ⅵ型骨折,即使闭合性骨折,可能伴有严重的软组织损伤。双侧支持钢板固定移位的双髁需要扩大手术切口,可能导致术区切口周围软组织坏死和继发性感染。当处理双侧平台严重的骨折时,应该先重建骨折较为简单的胫骨髁,如内侧髁。对于复杂性骨折的处理,只要发现骨折属于粉碎性骨折,可以采用间接复位技术恢复肢体对线,从而使骨折部分复位,不增加骨折愈合并发症是一种较好的办法。对于软组织损伤较轻的双髁骨折,可以做一个切口。大部分双髁骨折主要受累的是外侧胫骨平台,劈裂伴有塌陷,采用前外侧入路,如果需要扩大切口,可以向近端和远端延伸。根据胫骨平台骨折的具体形态,在胫骨平台复位前后再增加一个后内侧切口。

4.外侧髌旁和后内侧联合入路

该切开可用于 Schatzker Ⅳ型骨折合并冠状面骨折线的显露和固定。外侧髌旁小切口仅作为观察窗,用于辅助复位和直视关节面的复位情况。

5.后外侧入路

该入路解剖复杂,有损伤腓总神经的风险。后外侧钢板固定困难且危险,因为腓总神经、胫腓干动脉、胫前动脉使远端分离受到限制。

6.后侧倒L入路

对于后侧柱或后侧柱合并内侧柱的胫骨平台骨折可采用此入路。采用漂浮体位或俯卧位,切口始于腘肌中点,沿腘窝的皮纹做横行切口,于腘窝内侧角转向远侧,形成垂直臂平行于胫骨后内侧边缘向远端延伸。分离并提起全厚筋膜皮瓣,保护隐神经和小隐静脉。钝性分离暴露腓肠肌内侧头,贴着后胫骨后内侧边界切开腓肠肌内侧头上的深筋膜。在胫骨后内侧缘确定腘肌,切开筋膜后,由内而外从胫骨后方提起肌肉并向外牵开。这样可以保护腘血管并暴露骨折、后侧柱及后侧膝关节囊。避免朝腓骨方向向外侧过度剥离,因为这样容易损伤腘动脉的分叉,若在腓骨颈周围放置拉钩,也有损伤腓总神经风险。

(二)骨折复位及固定

基本原则:稳定关节、恢复力线、平整关节面。

基本顺序:先复位脱位,后处理骨折;先恢复力线,后复位关节面;先简单骨折,后复杂区域。

内固定的生物力学原则:柱骨折尽量采用支撑钢板固定;根据损伤机制选择主力支撑钢板;干骺端粉碎性骨折应用桥接钢板;关节面骨折采用排钉技术。

复位顺序多从内侧开始,因内侧骨块一般较大,且为整体劈裂,粉碎程度低,容易找到复位的标志。通过外侧半月板下切口直视下观察骨折的复位情况。注意在透视下观察内外侧平台的高度以及平台的宽度、后倾角。应用克氏针多平面交叉临时固定,避开钢板及螺钉位置。钢板固定前,需要恢复下肢的长度和力学轴线。

1.Ⅰ型骨折

外侧平台的楔形或劈裂骨折,如有移位提示不稳定的关节,需要切开复位内固定治疗(图4-28、图4-29)。对于这种骨折,如果外侧半月板完整、关节面塌陷,可以使用手工内翻应力或外侧股骨牵引器复位。如果MRI显示外侧半月板撕裂或骨折间隙有半月板嵌顿,建议切开复位内固定。对于大的骨折块或粉碎性骨折及骨质疏松存在时,使用外侧支撑或抗滑动钢板效果更好。抗滑钢板通过抓持外侧皮质的远端顶点,并且将压进骨缺损处,这样就能够防止骨折块向远端移位,发挥抗滑作用。

2.Ⅱ型骨折

此型骨折就是外侧平台劈裂压缩骨折,如果关节不稳定,必须手术整复塌陷的骨折块。术后不良结果与残留的骨折压缩、关节的不匹配或不稳定有关。对于这种骨折,建议前外侧入路,在胫骨平台前方胫骨结节外侧,距离关节间隙约 5 cm 开一骨窗,向关节面塌陷的部位插入顶棒,将关节面骨折块抬起和复位,通过从下面向上面冲击力使骨折块复位,此时用植骨材料支撑关节面,关节面解剖复位后穿入克氏针临时固定,并放置在合适的位置,置入外侧钢板(图 4-30、图 4-31)。

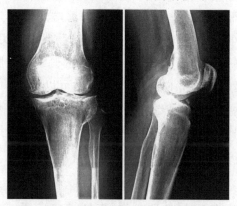

图 4-28　Ⅰ型骨折术前 X 线

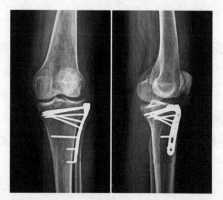

图 4-29　Ⅰ型骨折术后 X 线(外侧柱骨折、伸直外翻位损伤、前外侧入路)

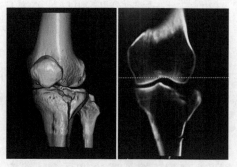

图 4-30　Ⅱ型骨折术前 CT

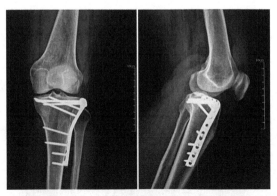

图 4-31　Ⅱ型骨折术后 X 线（外侧柱骨折、伸直外翻损伤、前外侧入路）

3.Ⅲ型骨折

此型骨折是一种单纯的外侧平台压缩骨折，这种骨折常发生在高龄且骨质疏松严重的患者，外翻应力导致骨折。Ⅲ型骨折需要钢板支撑，防止抬起的关节面塌陷或薄弱的皮质向外侧移位（图 4-32、图 4-33）。这类骨质疏松患者关节面容易塌陷，钢板应该尽量靠近近端并紧贴胫骨平台安放，将螺钉直接置于抬起的骨折块下面提供良好的支撑。以胫骨外侧平台劈裂骨块向外侧翻开，显露塌陷部位，直视下用顶棒复位塌陷的关节面，直到解剖复位，克氏针临时固定，植骨，置入外侧钢板，应用拉力螺钉加压固定关节内骨折块。注意关节面过于粉碎，避免螺钉过度加压过程中导致的平台宽度改变。骨质疏松患者尽量应用锁定钢板固定。

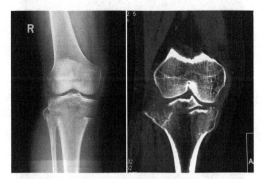

图 4-32　Ⅲ型骨折术前 X 线

4.Ⅳ型骨折

内侧平台骨折多数由高能量创伤导致，骨折块移位导致膝关节脱位合并动脉、神经、外侧副韧带、前交叉韧带损伤，由于这种损伤的软组织严重，更容易发生筋膜室综合征。这些骨折由高能量损伤引起，膝关节不稳定，保守治疗容易发生内翻畸形。单纯应用拉力螺钉固定骨折强度不够,失败率高。采用支撑钢板固定效果佳,矢状面上劈裂的内侧平台骨折采用内侧钢板,可能后侧需要小钢板辅助固定;冠状面上劈裂的后内侧平台骨折选用后内侧钢板或者内侧钢板辅助后侧钢板固定(图 4-34、图 4-35、图 4-36、图 4-37)。如果韧带损伤不建议一期修复,待骨折愈合后二期行关节镜下重建;如果复位过程中不能恢复平台宽度时,可经外侧髌旁切口探查是否有嵌顿的半月板影响复位。尽量修复损伤的半月板,减少术后的创伤关节炎的发生率。

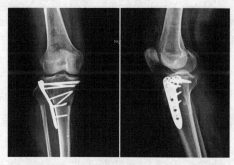

图 4-33　Ⅲ型骨折术后 X 线(外侧柱骨折、伸直外翻损伤、前外侧入路)

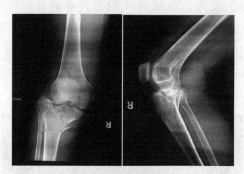

图 4-34　Ⅳ型骨折术前 X 线

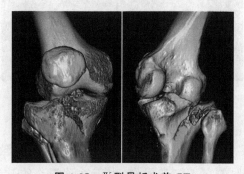

图 4-35　Ⅳ型骨折术前 CT

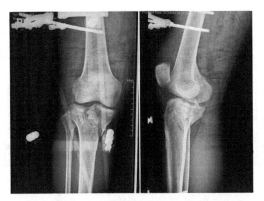

图 4-36　Ⅳ型骨折急诊外固定术

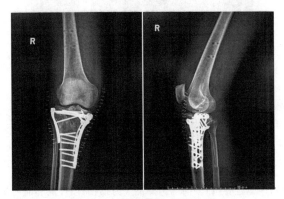

图 4-37　Ⅳ型骨折术后 X 线

5.Ⅴ～Ⅵ型骨折

两种类型骨折都为高能量损伤,常合并严重的软组织损伤,建议分期手术治疗,受伤初期行石膏或跨关节外固定架临时固定,软组织损伤恢复后再行内固定。如果有严重的软组织损伤,切开复位内固定手术会导致许多严重并发症,如伤口裂开、皮肤坏死、感染、骨髓炎、关节面塌陷、骨不连等改变。内外侧胫骨平台骨折程度严重、后平台冠状面骨折等建议采用前外侧入路与后内侧联合入路进行内固定治疗。生物力学分析证明,对于复杂性胫骨平台骨折双侧支撑钢板和一个外侧支撑钢板附加内侧抗滑动钢板固定的效果无显著差异。然而单独使用外侧支撑固定双平台骨折稳定性差。这种内侧抗滑动钢板不需要软组织剥离,软组织损伤小,具有良好的生物学优势。复位多从内侧开始,内侧骨块一般较大,整体劈裂,容易找到复位的标志点。克氏针多平面临时固定,透视下观察内外侧平台的高度及平台的宽度以及后倾角的恢复,置入钢板固定前,恢复下肢的长度和力线(图 4-38、图 4-39、图 4-40、图 4-41、图 4-42、图 4-43)。

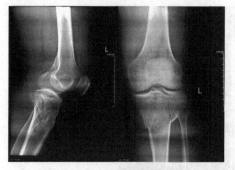

图 4-38　Ⅴ型骨折术前 X 线

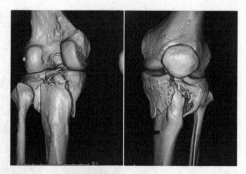

图 4-39　Ⅴ型骨折术前 CT

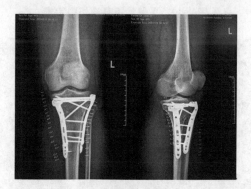

图 4-40　Ⅴ型骨折术后 X 线

外侧柱、内侧柱骨折；轴向与内外翻应力损伤；前外侧和前内侧入路

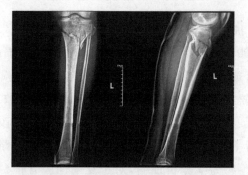

图 4-41　Ⅵ型骨折术前 X 线

八、特殊类型胫骨平台骨折

(一)胫骨平台后内、外侧柱剪切骨折

胫骨平台后柱剪切应力骨折伴有轻微冠状面移位,常有前部平台及相连胫骨干向前的半脱位,可能只是单侧髁剪切骨折,或膝关节脱位的一种特殊类型。

这种骨折学者经验建议采用后内侧切口联合前外侧切口固定骨折。克氏针临时固定骨折块,然后再用内外侧柱支撑钢板和螺钉固定骨折块(图 4-44、图 4-45、图 4-46、图 4-47)。由于没有专门固定这部位骨折的钢板,一般情况下都是采取钢板预先折弯。骨折术后治疗应该重视膝关节的屈伸锻炼,防止膝关节屈曲挛缩、关节粘连。

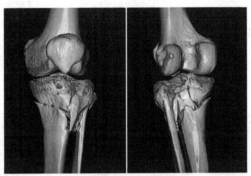

图 4-42　Ⅵ型骨折术前 CT

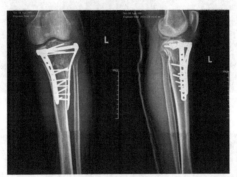

图 4-43　Ⅵ型骨折术后 X 线

外侧柱、内侧柱骨折;轴向与内外翻应力损伤;前外侧和前内侧入路

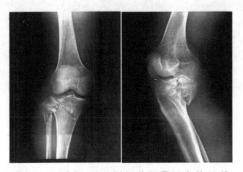

图 4-44　后内、后外侧柱剪切骨折术前 X 线

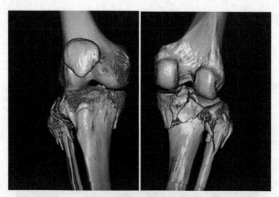

图 4-45　后内、后外侧柱剪切骨折术前 CT

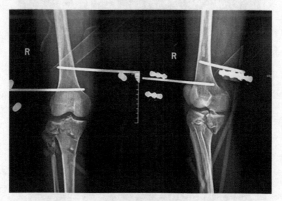

图 4-46　一期急诊行外固定架固定

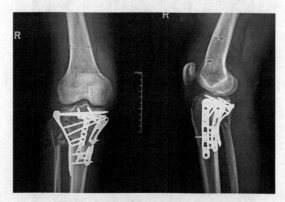

图 4-47　一期急诊行外固定架固定

(二)胫骨髁间嵴骨折

髁间嵴骨折病例并不少见,虽然属于高能量创伤性胫骨平台骨折的一种,但也常能够见到孤立性髁间嵴骨折,存在前后交叉韧带损伤,可能未累及内外侧胫骨平台。固定方法:关节切开缝线固定或带线锚钉固定、关节镜下拉力螺钉顺行或逆行固定(图 4-48)。如果属于高能量损伤的胫骨平台粉碎性骨折固定的可能性不大,可以采用二期关节镜重建手术治疗。

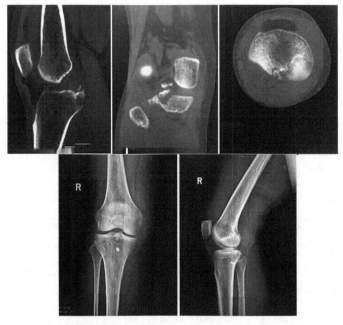

图 4-48 胫骨髁间嵴骨折后交叉韧带止点重建术(腓肠肌内侧头内侧纵行切口)

第六节 胫腓骨干骨折

胫腓骨由于部位的关系,遭受直接暴力打击的机会较多,因此胫腓骨骨折在全身长管状骨骨折中最为多见,约占全身骨折的 13.7%。其中以胫腓骨双骨折最为常见,胫骨骨折次之,单纯腓骨骨折最少。因胫骨前内侧紧贴皮肤,所以开放性骨折比较多见,有时伴有广泛的软组织、神经、血管损伤,甚至污染严重,组织失活。这给治疗带来了很大的困难,选择一种最好的治疗方法,一直是骨折治疗的研究方向。

一、发病机制

(一)直接暴力

胫腓骨干骨折多见于交通事故和工伤,可能是撞击伤、车轮碾压伤、重物打击伤。暴力常来自小腿的前外侧,所造成的胫腓骨骨折往往在同一水平面上,骨折线多呈横断形或短斜形,可在暴力作用侧有一三角形的碎骨片。骨折后,骨折端多有重叠、成角、旋转等移位。较大暴力或交通事故伤多为粉碎性骨折,有时呈多段,因胫骨前内侧位于皮下,骨折端极易穿破皮肤,肌肉也会有较严重的挫伤。即使未穿破皮肤,如果挫伤严重,血运不好,亦可发生皮肤坏死、骨外露,容易继发感染。巨大暴力的碾挫、绞轧伤可能会有大面积皮肤剥脱、肌肉撕裂、神经血管损伤和骨折端裸露。

(二)间接暴力

间接暴力所致的胫腓骨干骨折,骨折原因多为高处坠落、旋转暴力扭伤、滑跌等,骨折线多呈长斜形或螺旋形,胫腓骨骨折常不在同一平面上,即胫骨中下端而腓骨可能在上端,一般腓骨骨折线较胫骨骨折线高。软组织损伤一般较轻,有时骨折移位后骨折端可戳破皮肤形成开放性骨折,这种开放性骨折比直接暴力所造成的污染好得多,软组织损伤轻,出血少。

骨折的移位取决于外力的大小、方向,肌肉收缩和伤肢远端重量等因素。暴力较多来于小腿的外侧,因此可使骨折端向内侧成角,小腿的重力可使骨折端向后侧倾斜成角,足的重量可使骨折远端向外旋转,肌肉收缩又可使两骨折端重叠移位。儿童胫腓骨骨折遭受的外力一般较小,而且儿童的骨皮质韧性较大,多为青枝骨折。

二、分类

对骨折及伴随软组织损伤的范围和类型进行分类可以让医师确定最佳的治疗方案,也可使医师能追够踪治疗的结果。

胫骨骨折的 OTA 分型:胫骨骨折分为 42-A、42-B、42-C 三大型,每型又分为 3 种亚型(图 4-49)。

(一)42-A 型

(1)A_1:简单骨折,螺旋形。

(2)A_2:简单骨折,斜形(成角≥30°)。

(3)A_3:简单骨折,横形(成角<30°)。

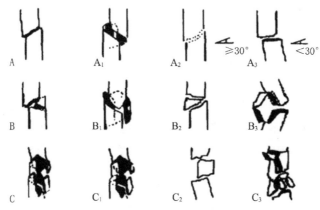

图 4-49　胫骨骨折 OTA 分型

(二)42-B 型

(1)B_1:蝶形骨折,蝶形块旋转。

(2)B_2:蝶形骨折,蝶形块弯曲。

(3)B_3:蝶形骨折,蝶形块游离。

(三)42-C 型

(1)C_1:粉碎性骨折,骨折块旋转。

(2)C_2:粉碎性骨折,骨折块分段。

(3)C_3:粉碎性骨折,骨折块不规则。

三、临床表现与诊断

临床检查局部疼痛明显,肿胀及压痛,可有典型的骨折体征,骨折有移位时畸形明显,可表现为小腿外旋、成角、短缩。应注意是否有神经、血管损伤,检查足趾伸屈活动是否受影响,足背动脉和足跟内侧动脉搏动强度及小腿张力是否增高。

骨折引起的并发症往往比骨折本身产生的后果更加严重,应避免漏诊,需尽早处理。小腿远端温暖以及足背动脉搏动未消失绝非供血无障碍的证据,有任何可疑时,都有必要进行多普勒超声检查,甚至动脉造影。对小腿的肿胀应有充分的警惕,尤其是触诊张力高、足趾伸屈活动引起相关肌肉疼痛时,有必要进行筋膜间室压力的检查和动态监测。

软组织损伤的程度需要仔细地检查和评估,有无开放性伤口,有无潜在的皮肤剥脱、坏死区。捻挫伤对皮肤及软组织都会造成严重的影响,有时皮肤和软组织损伤的实际范围需要经过数天的观察才能确定。这些对于骨折的预后有重要的意义。

儿童青枝骨折或裂缝骨折临床无明显畸形,受伤小腿可抬举,仅表现为拒绝站立及行走,临床检查时使伤侧膝关节伸直,在足跟部轻轻用力叩击,力量可传导至骨折端,使局部产生明显疼痛。

X线检查可进一步了解骨折的类型及移位,分析创伤机制、骨膜损伤程度及移位趋势等。X线检查时应注意包括整个小腿,有些胫腓骨双骨折的骨折线不在同一水平面上,可因拍摄范围不够而容易漏诊,也不能正确地判断下肢有无内外翻畸形。

四、治疗

胫腓骨骨折的治疗目的是恢复小腿的负重功能。完全纠正骨折端的成角和旋转畸形,维持膝、踝两关节的平行,使胫骨有良好的对线,小腿才能负重。在治疗过程中重点在于胫骨,因为胫骨是下肢的主要负重骨,只要胫骨骨折能达到解剖复位,腓骨骨折一般也会有良好的对位对线,不一定强求解剖复位,但有时腓骨骨折的解剖复位固定有助于稳定其他结构。

每例骨折都各具有其特殊性,应根据每个患者的具体情况,如骨折类型、软组织损伤程度及有无复合伤等,进行客观的评价和判断,决定选择外固定还是开放复位内固定。

(一)闭合复位外固定

闭合复位外固定适用于稳定性骨折、经复位后骨折面接触稳定无明显移位趋势的不稳定骨折。稳定性骨折无移位、青枝骨折、经复位后骨折面接触稳定无明显移位趋势的横形骨折、短斜形骨折等,在麻醉下进行手法骨折闭合复位,长腿石膏外固定。复位尽量达到解剖复位,但坚决反对反复多次地、甚至是暴力式的整复,如果复位不满意,宁可改行开放复位内固定。膝关节应保持在20°左右的轻度屈曲位,以利控制旋转。如果屈曲过多,伸膝装置紧张,牵拉胫骨近端使得近骨折端上抬,骨折向前成角。踝关节应固定在功能位,避免造成踝关节背伸障碍,行走以及下蹲困难。石膏干燥坚固后可扶拐练习患足踏地及行走,2～3周后可开始去拐循序练习负重行走。

(二)跟骨牵引外固定

跟骨牵引外固定适用于斜形、螺旋形、轻度粉碎性的不稳定骨折以及严重软组织损伤的胫腓骨骨折。对于不稳定骨折,单纯的外固定可能不能维持良好的对位对线。可在麻醉下行跟骨穿针,牵引架上牵引复位,短腿石膏外固定,用4～

6 kg 重量持续牵引,应注意避免过度牵引。3 周左右后,达到纤维连接,可除去跟骨牵引,改用长腿石膏继续固定直至骨愈合。

骨折手法复位后,对于稳定性骨折,对位对线良好者,可考虑应用小夹板外固定。小夹板外固定的优点是不超关节固定,膝、踝两关节的活动不受影响,如果能够保持良好的固定,注意功能锻炼,骨折愈合往往比较快,因此小夹板外固定的愈合期比石膏外固定者为短。但小夹板外固定的部位比较局限,压力不均匀,衬垫处皮肤可发生压疮,甚至坏死,需严密观察;小夹板外固定包扎过紧可能造成小腿筋膜间室综合征,应注意防止。

石膏固定的优点是可以按照肢体的轮廓进行塑型,固定牢靠,尤其是管型石膏。Sarmiento 认为膝下管型石膏能减少胫骨的旋转活动,其外形略似髌腱承重假体,使承重力线通过胫骨髁沿骨干达到足跟,可以减少骨延迟愈合及骨不愈合的发生率,并能使膝关节功能及时恢复,骨折端可能略有缩短,但不会发生成角畸形。但如果包扎过紧,可造成肢体缺血,甚至发生坏死;包扎过松、肿胀减轻后、肌肉萎缩都可使石膏松动,骨折发生移位。因此石膏固定期间应随时观察,包扎过紧应及时松开,发生松动应及时小心更换。长腿石膏固定的缺点是超关节范围固定,可能影响膝、踝两关节的活动功能,延长胫骨骨折的愈合时间。因此,可在长腿石膏固定 6～8 周后,骨痂已有形成时,改用小夹板外固定,开始循序功能锻炼。

闭合复位外固定虽经常发生一些较小的并发症,但却有较高的骨折愈合率,而且很少发生严重的并发症,而且经济。它适用于多种类型的胫腓骨骨折的治疗,但需要花费较长的时间,需要医师的耐心、责任心以及患者的信心和配合。

跟骨牵引复位外固定有其独特的优点,但随着骨折固定方法的日新月异,现在已很少作为胫腓骨骨折的终极治疗,而往往是早期治疗的权宜之计。长时间的牵引会严重影响患者的活动,可能会引起一系列并发症,尤其是老年人,更需警惕。

(三)开放复位内固定

胫腓骨骨折的骨性愈合时间一般较长,长时间的石膏外固定,对膝、踝两关节的功能必然造成影响。而且,由于肿胀消退、肌肉萎缩及负重等原因,石膏外固定期间很可能发生骨折再移位,造成骨折畸形愈合,功能障碍。因此,对于不稳定胫腓骨骨折采用开放复位内固定者日益增多。根据不同类型的骨折可采用螺丝钉固定、钢板螺丝钉固定、髓内钉固定等内固定方法。

1.螺丝钉固定

螺丝钉固定适用于长斜形骨折及螺旋形骨折。长斜形骨折或螺旋形骨折开放复位后,采用1～2枚螺丝钉在骨折部位固定,可按拉力螺钉固定技术固定。通常这些拉力螺钉与骨折线呈垂直拧入。1～2枚螺丝钉固定仅能维持骨折的对位,固定不够坚强,需要持续石膏外固定10～12周。尽管手术操作简单,但整个治疗过程中仍需要石膏外固定,因此临床应用受到限制。

2.钢板螺丝钉固定

不适合于闭合治疗的,尤其是不稳定的胫腓骨骨折均可应用。应用钢板螺丝钉,尤其是加压钢板治疗胫腓骨骨折时,应该采用改进的钢板固定技术和间接复位技术,小心仔细处理软组织,否则会引起骨的延迟愈合及很高的并发症发生率。加压钢板的类型有多种,应针对不同类型骨折做出不同的选择,就目前医疗情况而言,LC-DCP(有限接触动力加压钢板)为首选。应用近年来发展起来的LISS固定系统,通过闭合复位,经皮钢板固定的方法治疗胫腓骨骨折,具有操作简便、手术损伤小、固定可靠、术后恢复和骨折愈合快的优点,值得在有条件的单位推广使用。

胫骨前内侧面仅有皮肤覆盖,缺乏肌肉保护,所以习惯把钢板置于胫骨前外侧肌肉下面。但这样不能获得最大的稳定性以及最大限度地保护局部血运。

AO学派非常强调,骨干骨折的钢板应置于该骨的张力侧。从步态的力学分析,人体的重力线交替落于负重肢胫骨的内或外侧,并不固定,所以AO学派没有提出胫骨的张力侧何在,也没有强调钢板应置于胫骨的内侧。

从骨折的创伤机制和肌肉收缩作用而言,胫腓骨骨折的移位趋势多为向前内成角,前内侧的骨膜多已断裂,而后外侧则是完整的,是软组织的铰链之所在。因此胫骨的张力侧在内侧,外侧是完整的软组织铰链。钢板置于胫骨内侧,既可使内侧的张应力转为压应力,又可利用其外侧的软组织铰链增强骨折复位后的紧密接触以及稳定。

另外,胫骨前内侧的骨膜严重破坏,局部血运破坏,保护对侧完整的骨膜以保护尚存的血供极为重要。如果按照旧习惯,把钢板置于外侧,则不仅将仅存的来自骨膜的血供完全破坏,也将滋养动脉破坏,危及髓内血供。可见,就大多数胫腓骨骨折而言,钢板放在胫骨内侧可达到骨折稳定的要求,也符合保护局部血运的原则。这也正是BO所要求的。

所以当胫骨前内侧软组织条件许可的情况下,钢板应放在内侧,但由于胫骨前内侧的皮肤及皮下组织较薄,严重损伤后容易坏死,可把钢板放在胫前肌的深面、胫骨的外侧。

3.髓内钉固定

大部分需要手术治疗的胫腓骨骨折,可采用髓内钉治疗,尤其是不稳定性、节段性、双侧胫腓骨骨折。用于胫骨的髓内有多种,如 Ender 钉、Lottes 钉、矩形钉、自锁钉、交锁钉等。Ender 钉、Lottes 钉适合治疗轴向稳定的各型胫腓骨骨折,它可以防止胫骨发生成角畸形,但可能发生骨折端旋转、横移位等,有将近 50%的患者仍需要石膏辅助固定。Wiss 等建议对发生在膝下 7.5 cm 至踝上 7.5 cm范围并至少有 25%的骨皮质接触的骨折方可用 Ender 钉治疗。胫骨交锁髓内钉基本上解决了对旋转稳定性的控制,可用于膝下 7 cm 至踝上4 cm的轴向不稳定性骨折(图 4-50)。

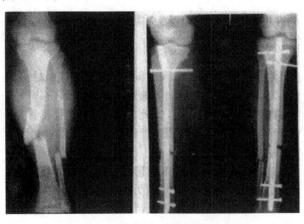

图 4-50　胫骨骨折交锁髓内钉固定术

胫骨交锁髓内钉的直径一般为 11～15 mm。距钉的顶部 4.5 cm 处有 15°的前弯,以允许髓内钉进入胫骨近端的前侧部位;在钉的远端 6.5 cm 处有 3°的前弯,在插髓内钉时起到一个斜坡的作用,以减少胫骨后侧皮质粉碎的机会;髓内钉的近端和远端各有两个孔道,以供锁钉穿过;锁钉为 5 mm 的自攻丝骨螺丝钉。

对于骨干峡部的稳定性胫腓骨骨折,如横形、短斜形、非粉碎性骨折等,可以采用动力型胫骨交锁髓内钉,有利于骨折端间的紧密接触乃至加压。对于所有不稳定性胫腓骨骨折,髓内钉的近、远两端各需锁2枚锁钉,以维持肢体的长度及控制旋转。Ekeland 等报告应用胫骨交锁髓内钉获得较好的结果,但他们认为应慎用动力型或简单的无锁胫骨交锁髓内钉,因为大部分的并发症都发生于动力型胫骨交锁髓内钉,他们也不赞成对胫骨交锁髓内钉常规地做动力性加压处理。

由于不扩髓和扩髓相比具有以下潜在优点：手术时间短，出血少，合并严重闭合性软组织损伤者能较少地干扰骨内膜血供等。所以大多数学者推荐采用不扩髓髓内钉。Keating 等报告了一项随机前瞻性研究，他们对不扩髓和扩髓胫骨交锁髓内钉所治疗的开放胫腓骨骨折进行了比较，除不扩髓组的锁钉断裂较高外，不扩髓和扩髓胫骨交锁髓内钉治疗的开放胫腓骨骨折的其他结果在统计学上没有显著性差异。Duwelius 等建议将不扩髓交锁髓内钉用于治疗合并较严重软组织损伤的胫腓骨骨折，而将扩髓交锁髓内钉用于治疗没有明显软组织损伤者。

值得一提的是，由于胫骨交锁髓内钉治疗胫腓骨骨折日渐盛行，使得一些骨科医师将其应用范围扩大至更靠近近端和远端。因此，在胫骨近 1/3 骨折采用交锁髓内钉治疗，出现胫骨对线不良成为常见问题，应引起重视。

4.外支架固定

无论是闭合或开放性胫腓骨骨折均可应用，尤其是后者，更有实用价值。用于合并有严重皮肤软组织损伤的胫腓骨骨折，不仅可使骨折得到稳定固定，而且方便皮肤软组织损伤的观察和处理。用于粉碎性骨折或伴有骨缺损时，可以维持肢体的长度，有利于晚期植骨。而且不影响膝、踝关节的活动，甚至可以带着外支架起床行走，所以，近年来应用较广。具体应用在开放性胫腓骨骨折节中阐述。

五、预后

(一)筋膜间室综合征

筋膜间室综合征主要发生在小腿、前臂以及足，以小腿更为多见，也更加严重。它并不是只发生于高能量损伤，也并不是只发生于闭合性损伤中，低能量的损伤和开放性损伤也可出现。小腿的肌肉等软组织损伤或骨折后出血形成血肿，加上反应性水肿，或包扎过紧，使得筋膜间室内压力增高，可以造成血液循环障碍，形成筋膜间室综合征。

小腿的筋膜间室综合征发生于胫前间隙最多，胫后间隙次之，外侧间隙最少，多数有多间隙同时发生。胫前间隙位于小腿前外侧，内有胫前肌、伸趾肌、第三腓骨肌、胫前动静脉和腓深神经。当间隙内压力增高时，小腿前外侧肿胀变硬，明显压痛，被动伸屈足趾时疼痛明显加剧，随后发生伸趾肌、胫前肌麻痹，背伸踝关节和伸趾无力，但由于腓动脉有交通支与胫前动脉相同，因此，早期足背动脉可以触及。

筋膜间室综合征是一种进行性疾病,刚开始时症状可能不明显,一旦遇到可疑情况,应密切观察,多做检查,做到早期确诊、及时处理,避免严重后果。由于筋膜间室综合征筋膜间室内压力增高所致,早期的切开减压是有效的治疗手段。要达到减压的目的,就要把筋膜间室的筋膜彻底打开。早期的彻底切开减压是防止肌肉、神经发生坏死以及永久性功能损害的有效方法。

(二)感染

开放性胫腓骨骨折行钢板内固定后,发生感染的概率最高。Johner 和 Wruhs 报告当开放性胫腓骨骨折应用钢板内固定时,感染率增加到 5 倍。但随着医疗技术和医药的不断发展,感染的发生率明显下降。尽管如此,仍不可小视。对于开放性胫腓骨骨折,有条件地选择胫骨交锁髓内钉和外支架固定是明智的。一旦感染发生,应积极治疗。先选择有效的药物以及充分引流,感染控制后,应充分清创,清除坏死组织、骨端间的无血运组织以及死骨,然后在骨缺损处植入松质骨条块,闭合创口,放置引流管作持续冲洗引流,引流液中加入有效抗生素,直至冲洗液多次培养阴性。如果原有的内固定已经失效,或妨碍引流,则必须取出原有的全部内固定物,改用外支架固定。如果创口无法直接闭合,应选择肌皮瓣覆盖,或者二期闭合。

(三)骨延迟愈合、不愈合和畸形愈合

胫腓骨骨折的愈合时间较长,不愈合的发生率较高。导致胫腓骨骨折延迟愈合、不愈合的原因很多,大致可以分为骨折本身因素和处理不当两大类,多以骨折本身因素为主,多种原因同时存在。

1.骨延迟愈合

Russel 在 1996 年对胫骨骨折的愈合期提出了一般标准。①闭合-低能量损伤:10～14 周。②闭合-高能量损伤:12～16 周。③开放性骨折平均 16～26 周。④Castilo Ⅲb、Ⅲc:30～50 周。一般胫骨骨折超过时限尚未愈合,但比较不同时期的系列 X 线片,它仍处于愈合过程中,可以诊断骨延迟愈合。根据不同资料统计有 1%～17%。在骨折治疗过程中,必须定期复查,确保固定可靠,指导循序功能锻炼,促进康复。

对于胫骨骨折骨延迟愈合,如果骨折固定稳定、可靠,则可以在石膏固定保护下及时加强练习负重行走,给以良性的轴向应力刺激,以促进骨折愈合。当然也可以在骨折周围进行植骨术,方法简单,创伤小。另外,还可以采用电刺激疗法。

2.骨不愈合

一般胫骨骨折超过时限尚未愈合,X 线上有骨端硬化,髓腔封闭;骨端萎缩疏松,中间有较大的间隙;骨端硬化,相互间成为杵臼状假关节等。以上 3 种形式的任何 1 种,可以诊断骨不愈合。骨不愈合的患者在临床上常有疼痛、负重疼痛、不能负重,局部在应力下疼痛、压痛、小腿成角畸形、异常活动等。

胫骨的骨延迟愈合和不愈合的界限不是很明确的、骨延迟愈合的患者,患肢可以负重,以促进骨折愈合,但如果是骨不愈合患者,过多的活动反而会使骨折端形成假关节,所以应该采取积极的手术治疗。可靠的固定和改善骨折端周围的软组织血运是主要的手段。

对于胫骨骨不愈合,如果骨折端已有纤维连接,骨折对位、对线可以接受时,简单有效的治疗方法是在胫骨骨折部位行松质骨植骨,术中注意保护局部血液循环良好的软组织,骨折部不广泛剥离,不打开骨折端。胫骨前方软组织菲薄,可能不适合植骨,可以行后方植骨。

对于骨折位置不能接受,骨端硬化,纤维组织愈合差者,需要暴露骨折端,打通髓腔,采用LC-DCP、胫骨交锁髓内钉、外固定支架重新进行可靠的固定,再在骨折端周围、髓腔内植入松质骨条块。

如果是骨折处局部有瘢痕或皮肤缺损引起的骨不愈合,改善局部血运则有利于骨折的愈合。可以选用腓肠肌内侧头肌皮瓣转位覆盖胫前中以及上 1/3 皮肤缺损;比目鱼肌肌皮瓣转位覆盖胫骨中下段皮肤缺损;也可以用带旋髂血管的皮肤髂骨瓣游离移植修复胫骨缺损和局部皮肤缺损。

对于骨缺损引起的骨不愈合,可以根据骨缺损的情况采取不同的方法。如果骨缺损不是很大,在5～7 cm,可以取同侧髂骨块嵌入胫骨骨缺损处植骨。骨缺损在 5～7 cm,可以采用带血管的游离骨移植术。

3.畸形愈合

胫骨骨折的畸形容易发现,一般都得到及时的纠正,畸形愈合的发生率较低。但粉碎性骨折、有软组织或骨缺损以及移位严重者,容易发生畸形愈合,注意及时发现,早期处理。前文亦已提及,在胫骨近1/3骨折采用交锁髓内钉治疗,极易发生成角畸形。

从理论上讲,凡是非解剖愈合,都是畸形愈合。但许多非解剖愈合,其功能和外观都是可以接受的。所以判断骨折畸形愈合要看是否是造成了肢体功能障碍或有明显的外观畸形。这也可以作为骨折畸形愈合是否需要截骨矫形的标准。

4.创伤性关节炎、关节功能障碍

由于骨折涉及关节,骨折固定时间长、固定不当,骨折畸形愈合,筋膜间室综合征后遗症等原因,都会造成创伤性关节炎、关节功能障碍。无论是创伤性关节炎还是关节功能障碍,一旦发生,都缺少有效的治疗方法,关键在于预防。

5.爪状趾畸形

小腿的后筋膜间室综合征会遗留爪状趾畸形;胫骨下段骨折骨痂形成后,趾长伸肌在骨折处粘连也可引起爪状趾畸形。爪状趾畸形可以影响穿鞋、袜,也可能影响行走,应注意预防。患者早期要练习伸屈足趾运动。如果爪状趾畸形严重,被动牵引不能纠正,可以行趾关节融合术或屈趾长肌切断固定术等。

六、护理要点

(一)牵引和固定的护理

石膏固定要密切观察患肢的疼痛程度和足趾背伸和跖屈以及末梢循环情况。如怀疑神经受压,应立即减压。保持有效的牵引,做好皮肤护理,预防压疮。外固定后要把小腿抬高置于中立位。每天 2 次消毒固定针针眼周围皮肤,预防固定针感染。内固定时要观察伤口渗血渗液,以防感染。采用螺丝钉或钢板固定后,要注意预防关节僵硬。

(二)功能锻炼

早期进行股四头肌的等长收缩,足趾和髌骨的被动及主动活动。跟骨牵引者,要进行髌骨被动活动和抬臀运动,以防跟腱挛缩。内固定早期做膝关节屈曲活动。除去外固定后,逐渐负重活动。

第五章

骨与关节感染性疾病

第一节 化脓性关节炎

一、概述

化脓性关节炎是化脓性细菌引起的关节内感染。儿童多见,青少年次之,成人少见。常为败血症的并发症,也可因手术感染、关节外伤性感染、关节火器伤等所致。一般病变多系单发,儿童亦可累及多个关节,发病者男多女少,最常发生在大关节,以髋、膝多发,其次为肘、肩和踝关节。

二、病因病理

(一)病因

现代医学认为本病最常见的致病菌为金黄色葡萄球菌,约占85%。其次为溶血性链球菌、肺炎球菌和大肠埃希菌等。婴幼儿化脓性关节炎常为溶血性链球菌引起。感染途径最常见的是血源性感染,细菌从身体其他部位的化脓性病灶经血液循环播散至关节;或从关节邻近的组织的化脓性感染蔓延而来;也可为关节开放性损伤、关节手术或关节穿刺继发感染。

(二)病理

化脓性关节炎的病理变化大致可分为三个阶段。其病变的发展为逐渐演变过程,而无明显的界限,有时某一阶段可独立存在,每一阶段的长短也不尽一致。

1.浆液性渗出期

关节感染后,首先引起滑膜充血、水肿、白细胞浸润;关节腔内浆液性渗出,多呈淡黄色,内含有大量白细胞。此阶段无关节软骨破坏。如能治疗得当,关功能可恢复正常。

2.浆液纤维蛋白性渗出期

炎症继续发展,渗出液增多,因细胞成分增加,关节液混浊黏稠,内含脓性细胞、细菌及纤维蛋白性渗出液。关节感染时,滑膜出现炎症反应,滑膜和血管对大分子蛋白的通透性显著增高。通过滑膜进入关节腔的血浆蛋白增加,关节内有纤维蛋白沉积,常附着关节软骨表面,妨碍软骨内代谢产物的释出和滑液内营养物质的摄入,如不及时处理,关节软骨失去滑润的表面,关节滑膜逐渐增厚,进而发生软骨面破坏,关节内发生纤维性粘连,引起关节功能障碍。

3.脓性渗出期

渗出液转为脓性,脓液中含有大量细菌和脓性细胞,关节液呈黄白色,死亡的多核白细胞释放出蛋白分解酶,使关节软骨溶解破坏,炎症侵入软骨下骨质,软骨溶解,滑膜破坏,关节囊和周围软组织发生蜂窝织炎,形成关节周围软组织脓肿。如脓肿穿破皮肤,则形成窦道。病变严重者,虽经过治疗,得以控制炎症,但遗留严重关节障碍,甚至完全强直于非功能位。

三、临床表现与诊断

(一)病史

一般都有外伤史或其他部位的感染史。

(二)症状与体征

1.全身症状

急骤发病,有寒战、高热、全身不适等菌血症表现。

2.局部表现

受累关节剧痛,并可有红肿、热、压痛,由于肌肉痉挛,关节常处于屈曲畸形位,久之,关节发生挛缩,甚至脱位或半脱位。

四、实验室检查

(一)血液检查

白细胞计数增高,中性粒细胞比例增加;血培养可为阳性。

(二)关节穿刺

关节穿刺和关节液检查是确定诊断和选择治疗方法的重要依据。依病变不同阶段,关节液可为浆液、黏稠混浊或脓性,涂片可见大量白细胞、脓性细胞和细菌,细菌培养可鉴别菌种并找到敏感的抗生素。

(三)影像学表现

X线片及CT三维扫描早期见关节肿胀、积液、关节间隙增宽;以后关节间隙变窄,软骨下骨质疏松破坏;晚期有增生和硬化,关节间隙消失,关节呈纤维性或骨性融合,有时尚可见骨骺滑脱或病理性关节脱位。

五、诊断

本病早期根据全身、局部症状和体征,实验室检查及影像学检查,一般可以做出化脓性关节炎的诊断。但某些病例须与风湿性关节炎、类风湿性关节炎、创伤性关节炎和关节结核鉴别。

(一)风湿性关节炎

风湿性关节炎常为多关节游走性肿痛,抗"O"检查常阳性,关节肿胀消退后,无任何后遗症。关节液细菌检查阴性,抗风湿药物有明显效果。

(二)类风湿性关节炎

类风湿性关节炎常见为多关节发病,手足小关节受累,RF检查常为阳性。关节肿胀、不红。患病时间长者有关节畸形和功能障碍。血清及关节液类风湿因子试验常为阳性。

(三)创伤性关节炎

有创伤史,发展缓慢,负重或活动多时疼痛加重,可有积液,关节活动有弹响,休息后缓解,一般无剧烈疼痛。骨端骨质增生。多发于负重关节如膝、髋关节。

(四)关节结核

起病缓慢,常有低热、盗汗和面颊潮红等症状,全身中毒症状较轻。关节局部肿胀疼痛,活动受限,但多无急性炎症症状。早期X线片可无明显改变,以后有骨质疏松、关节间隙变窄,并有骨质破坏,但少有新骨形成。必要时行关节液检查或滑膜活检有助于区别。

六、治疗

原则是早期诊断,及时正确处理,内外同治,保全生命,尽量保留关节功能。

(一)全身治疗

全身支持疗法,改善全身状况。患者卧床休息,补充足够的液体,注意水、电解质平衡,防止酸中毒;给予足够的营养,如高蛋白质、多维生素饮食;必要时,少量多次输以新鲜血,以减少全身中毒症状,提高机体抵抗力。

(二)抗生素治疗

抗生素的应用是治疗化脓性关节炎的重要手段。应及早采用足量、有效、敏感的抗生素,并根据感染的类型、致病菌种、抗生素药敏试验结果及患者机体状态选择抗生素,并及时调整。若未找到病原菌,应选用广谱新型抗生素,如头孢菌素等。不可为了等待细菌培养及药物敏感试验结果而延误病情,以免失去有效抗生素治疗的最佳时机。抗生素的使用至少应持续至体温下降、症状消失后2周。

(三)局部治疗

早期患肢制动,应用夹板、石膏、支具固定或牵引等制动,限制患肢活动,可防止感染扩散,减轻肌肉痉挛及疼痛,防止畸形及病理性脱位或在非功能位强直,减轻对关节软骨面的压力及软骨破坏。一旦急性炎症消退或伤口愈合,即开始关节的主动及轻度的被动活动,以恢复关节的活动度。关节已有畸形时,可应用牵引逐步矫正。不宜采取粗暴的手法,以免引起炎症复发及病理骨折等并发症。后期X线片显示关节软骨面已有破坏及骨质增生,关节强直已不可避免时,应保持患肢于功能位,使其强直于功能位。

(四)手术治疗

根据病变轻重、发展阶段及时选择外科处理。对于关节内脓液形成,应尽早切开排脓。如关节破坏严重,功能丧失,必须使关节强直固定在功能位,以免关节非功能位强直而严重影响功能。对于关节强直在非功能位者,在炎症治愈1年后,才可行手术矫形或关节成形术,以防止炎症复发。

1.关节穿刺及冲洗

关节穿刺除用于诊断外,也是重要的治疗措施。其目的为吸出关节渗液,及时冲洗出纤维蛋白和白细胞释出的溶酶体等有害物质,避免对关节软骨造成不可逆的损害,术后局部注入抗生素或行关节腔灌注冲洗。也可用关节镜进行冲洗。

2.关节切开引流术

经过非手术治疗无效,全身和局部情况如仍不见好转,或关节液已成为稠厚的脓液,或较深的大关节,穿刺难以成功的部位,应及时切开引流,用大量的生理盐水冲洗,去除脓液、纤维块和坏死脱落组织,注入抗生素,伤口用抗生素滴注引流或做局部湿敷,以控制感染和防止关节面软骨破坏,缓解疼痛,防止肌肉挛缩和关节畸形。

3.关节矫形术或关节成形术

严重的化脓性关节炎,未及时采取有效的措施,遗留严重畸形,有明显功能障碍者,可以考虑行矫形手术或关节成形术。对于关节强直于功能位无明显疼痛者,一般无须特殊治疗;如果关节强直于非功能位或有陈旧性病理脱位者,须行矫形手术,如关节融合、截骨矫形术或关节成形术等。手术须在炎症治愈1年后才可以进行,以防止炎症复发。

第二节　化脓性骨髓炎

一、急性化脓性骨髓炎

急性化脓性骨髓炎是指由化脓性细菌引起的骨膜、骨质和骨髓组织的一种急性化脓性炎症。本病的病变范围不仅涉及骨髓组织,且常波及骨膜、密质骨和松质骨等部位;如不及时正确治疗,可反复发作或转为慢性骨髓炎,遗留畸形、强直、残废等,严重影响功能和健康,甚至危及生命。本病最常见于3～15岁的儿童和少年,男多于女,男女比例约4∶1。好发于四肢长骨的干骺端,尤以胫骨上段和股骨下段的发病率最高(约占60%),其次为肱骨、桡骨及髂骨,桡骨、尺骨、跖骨、指(趾)骨次之,脊柱亦偶有发生,肋骨和颅骨少见。

(一)病因病理

1.病因

急性化脓性骨髓炎是由化脓性细菌引起的骨与周围组织的感染。最常见的致病菌是金黄色葡萄球菌,占75%以上;其次为乙型链球菌和白色葡萄球菌,偶有大肠埃希菌、铜绿假单胞菌和肺炎球菌等。

(1)化脓性骨髓炎的感染途径主要有三种:①血源性感染,细菌从体内其他感染灶,如疖痈、脓肿、扁桃体炎、中耳炎等经血行到达骨组织,在身体抵抗力差或细菌具有高度感染力的情况下发病,这是最常见的途径。此外,不少患者局部骨骼感染灶不明显,但出现脓毒血症,应该注意这可能是脓胸、肺脓肿、心包炎、脑脓肿、肝脓肿、髂窝脓肿等的严重感染的一种表现,应全面检查,防止漏诊。②创伤性感染,细菌从伤口侵入骨组织,如外伤引起的开放性骨折,或因穿透性损伤到骨组织,或因术口感染累及骨组织,造成感染。另外,临床上扭挫伤等闭合性损伤的所致局部组织的损伤,形成血肿,导致局部血流不畅,细菌易于停聚引起感染。③蔓延性感染,由邻近软组织直接蔓延扩散导致,如指(趾)端感染引起的指(趾)骨骨髓炎,齿槽脓肿累及的上、下颌骨等。化脓性骨髓炎的发生,细菌毒力的大小是外在因素,全身情况或局部骨骼抵抗力是内在因素。

(2)血源性骨髓炎:好发于儿童长骨的干骺端,此阶段是人体骨生长最活跃的时期,干骺端有很多终末小动脉,循环丰富,血流缓慢,细菌易于停留、聚集、繁殖,形成栓塞,使血管末端阻塞,导致局部组织坏死,感染化脓。

2.病理

骨质破坏、坏死和由此诱发的修复反应(骨质增生)同时并存为本病的病理特点。早期以骨质破坏和坏死为主,晚期以增生为主。病理过程如下。

(1)脓肿形成,骨内感染灶形成后,因周围为骨质,引流不畅,早期多局限于髓内,随着病情的进展,骨质被侵蚀破坏,脓肿沿着局部阻力较小的方向四周蔓延。脓肿蔓延途径如下(图 5-1)。脓肿向长骨髓腔蔓延。因骨骺板抵抗感染的能力较强,脓液不易穿破骺板进入关节腔,多向骨髓腔扩散,致使骨髓腔受累。髓腔内压力增高,可再沿中央管扩散至骨膜下层,形成骨膜下脓肿。脓液突破干骺端的坚质骨,穿入骨膜下形成骨膜下脓肿;压力进一步增高时,突破骨膜流入软组织。也可沿中央管侵入骨髓腔,穿入关节,引起化脓性关节炎。成人骺板无抵御能力,脓肿可穿破干骺端骨皮质进入关节,形成化脓性关节炎。

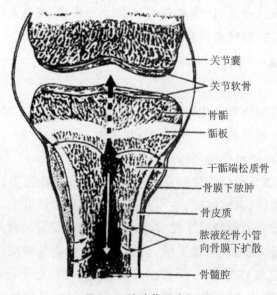

关节囊
关节软骨
骨骺
骺板
干骺端松质骨
骨膜下脓肿
骨皮质
脓液经骨小管
向骨膜下扩散
骨髓腔

图 5-1　脓肿蔓延途径

(2)形成死骨,骨膜被脓肿掀起时,该部的骨皮质失去来自骨膜的血液供应(严重影响骨的循环);而进入骨髓腔和中央管的脓液,亦可形成血栓和脓栓,栓塞管内通过的滋养血管,阻断骨内血供;最终造成骨坏死,形成死骨。坏死区的分布和大小,视缺血范围而定,严重时可发生整个骨干坏死。

(3)包壳形成,在脓肿和死骨的形成过程中,由于骨膜剥离,骨膜深层成骨细胞受炎性刺激而产生大量新骨,包裹于死骨外面,形成"骨性包壳",可替代病骨起支持作用,大量骨坏死时,成为维持骨干连续和稳定的唯一保证。通常包壳上有多个小孔与皮肤窦道相通,内有死骨、脓液和炎性肉芽组织,往往由于引流不畅,成为骨性无效腔。小块死骨可被吸收或经窦道排出,大块死骨则不能排出或吸收,导致无效腔不能闭合,伤口长期不愈,成为慢性骨髓炎。

(二)临床表现与诊断

1.病史

患者体质常虚弱,有的曾有感染灶,有的曾有局部外伤史。

2.症状与体征

(1)全身症状:起病急,开始即有明显的全身中毒症状,多有弛张型高热,可达 39～40 ℃,有时并发寒战、脉搏快、口干、食欲缺乏,可有头痛、呕吐等脑膜刺激症状,患儿烦躁不安,严重者可有谵妄、昏迷等败血症表现。外伤引起的急性骨髓炎,除有严重并发症或大量软组织损伤及感染外,一般全身症状较轻,感染较局限而少发生败血症,但应警惕并发厌氧菌感染的危险。

(2)局部症状:早期有局部剧烈疼痛和搏动性疼痛,肌肉有保护性痉挛,惧怕移动患肢。患部皮温增高,有深压痛,肿胀不明显。数天后,骨膜下脓肿形成,局部皮肤水肿、发红。当脓肿穿破骨膜至软组织后,压力减轻,疼痛缓解,但软组织受累的症状明显,局部红、肿、热、痛,压痛更为明显,可触及波动感。脓液进入髓腔后,整个肢体剧痛肿胀,骨质因炎症而变疏松,常伴有病理性骨折。

3.实验室检查

白细胞计数及中性粒细胞明显升高,一般伴有贫血,白细胞计数可高达 $10 \times 10^9/L$,中性粒细胞可占 90% 以上。早期血培养阳性率较高,局部脓液培养有化脓性细菌,应做细菌培养及药物敏感试验,以便及时选用有效药物。如骨穿刺抽得脓液、混浊液或血性液体涂片检查有脓细胞或细菌,即可确诊。

4.影像学检查

X 线片在起病 2 周内多无明显异常,故阴性结果不能排除急性骨髓炎。2 周后,髓腔内脓肿形成,松质骨内可见小的斑片状骨质破坏区,进而累及骨皮质甚至整个骨干。因骨膜被掀起，可出现骨膜反应（层状或葱皮样）及层状新骨形成。

如感染继续向髓腔内和骨干方向扩展，则骨皮质内、外侧面均出现虫蚀样改变、脱钙及周围软组织肿胀阴影，有时出现病理骨折。CT 检查可提前发现骨膜下脓肿，明确其病变范围。MRI 在骨髓炎早期即可显示病变部位骨内和骨外的变化，如骨髓损坏、骨膜反应等，此种改变要早于 X 线片和 CT 检查。骨扫描对早期诊断骨髓炎有重要价值，但由于其局限性，有时阴性并不能排除骨髓炎诊断。

5.鉴别诊断

（1）软组织炎症：软组织炎症时全身中毒症状较轻，而局部红肿较明显，压痛表浅，且其病变多居于骨骼之一侧，因此压痛只限于一个或两个平面。

（2）急性化脓性关节炎：化脓性关节炎红热、肿胀、压痛在关节间隙而不在骨端，关节活动度几乎完全消失，有疑问时，关节腔穿刺抽液检查可明确诊断。早期 X 线表现为关节间隙增宽，随着病变的发展关节间隙变窄甚至消失。

（3）风湿性关节炎：风湿病的一部分，起病缓慢，全身情况（如发热）和局部症状（关节肿痛）均较轻，常为多关节游走性，血沉、抗"O"等血液检查呈阳性。

（4）恶性骨肿瘤：特别是尤文肉瘤，常伴发热、白细胞增多、X 线示"葱皮样"骨膜下新骨形成等现象，须与骨髓炎鉴别。鉴别要点：尤文肉瘤常发生于骨干，范围较广，全身症状不如急性骨髓炎重，但有明显夜间痛，表面可有怒张的血管。局部穿刺活检，可以确定诊断。

（三）治疗

早期诊断，及时应用大剂量有效抗生素，中药辨证施治，内服外用和适当的局部处理，全身支持治疗是治疗成功的关键。

1.全身治疗

加强全身支持疗法。对症处理患者的高热，纠正酸中毒，予补液、营养支持治疗，必要时输血，增强患者的抵抗力。出现感染性休克者，积极抗休克治疗。

2.抗生素治疗

早期采用足量、广谱的抗生素，多主张联合用药。常用的抗生素主要有青霉素类、头孢类、氨基糖苷类、喹诺酮类、磺胺类及甲硝唑、万古霉素、克林霉素、利福平等，应根据感染类型、致病菌种、抗生素药敏试验结果及宿主状态选择抗生素，并及时调整。

3.手术治疗

手术治疗的目的：一是引流脓液，减少毒血症症状，二是阻止其转变为慢性。

手术方式主要有钻孔引流和开窗减压两种(图 5-2)。一般而言,多数急性化脓性骨髓炎患者,经过早期、及时、有效的治疗,可免于手术。但出现以下情况,应考虑手术治疗:①大剂量应用抗生素 2～3 天后,全身症状和局部症状仍不能控制,甚至加剧者,或全身症状消退,但局部症状加剧,行诊断性穿刺时在骨膜下或骨髓腔内抽吸到脓液或渗出液者,应早期切开排脓引流。②脓汁已经在骨髓腔内广泛扩散并有死骨形成者,应考虑行开窗排脓和死骨摘除术。

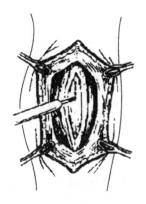

图 5-2　开窗减压术

二、慢性化脓性骨髓炎

慢性化脓性骨髓炎是整个骨组织发生的慢性化脓性炎症,多数是由急性感染消退后遗留的慢性病灶或窦道引发,少数一开始呈慢性过程。本病的病理特点是感染的骨组织增生、硬化、坏死、包壳、瘘孔窦道、脓肿并存,反复化脓,缠绵难愈,病程可长达数月、数年,甚至数十年,易造成病残。

(一)病因病理

(1)病因:本病的致病因素与急性化脓性骨髓炎相同,大多数慢性骨髓炎是因急性化脓性骨髓炎治疗不当或不及时,病情发展的结果。这是一个逐渐发展的过程,一般认为发病 4 周后为慢性期,但时间只作参考,若急性炎症消退后,仍有死骨、窦道、无效腔存在,即为慢性骨髓炎。究其发病原因主要有二:一是急性感染期未能彻底控制,反复发作演变成慢性;二是系低毒性细菌感染,在发病时即表现为慢性骨髓炎。慢性骨髓炎的致病菌为多种细菌的混合感染,但金黄色葡萄球菌仍是主要的病原体。此外,革兰阴性菌也占很大的比例。由骶尾部压疮引起者多为葡萄球菌、大肠埃希菌、铜绿假单胞菌及奇异变形杆菌等多种细菌引起的混合感染,在人工关节置换或其他异常存留引起的慢性骨髓炎者,其致病菌多为阴性凝固酶葡萄球菌。近年来,真菌引起的感染也屡有报道。

（2）病理：从急性化脓性骨髓炎到慢性化脓性骨髓炎是一个逐渐发展的过程。如在急性期未能得到及时适当的治疗，形成死骨，虽脓液穿破皮肤后得以引流，急性炎症逐渐消退，但因死骨未能排出，其周围骨质增生，成为无效腔。有时大片死骨不易被吸收，骨膜下新骨不断形成，可将大片死骨包裹起来，形成死骨外包壳，包壳常被脓液侵蚀，形成瘘孔，经常有脓性分泌物自窦道流出。

慢性骨髓炎病灶无效腔内含炎性肉芽组织和脓液。无效腔、死骨及附近瘢痕组织等病灶内，由于缺乏血液供应，局部药物的血药浓度低，无法清除病菌导致病菌残留。窦道常时愈时发，因脓液得不到引流，死骨、弹片等异物存在，或因患者抵抗力降低，即出现急性炎症症状。待脓液重新穿破流出，炎症渐趋消退，伤口可暂时愈合。如是反复发作，成为慢性化脓性骨髓炎。骨质常增生硬化，周围软组织有致密瘢痕增生，皮肤不健康，常有色素沉着。

（二）临床表现与诊断

1.病史

患者多有急性化脓性骨髓炎、开放性骨折、手术史或战伤史。

2.症状与体征

炎症静止期可无全身症状，长期多次发作使得骨失去原有的形态，肢体增粗及变形。皮肤菲薄、色泽暗，有多处瘢痕，稍有破损即引起经久不愈的溃疡；或有窦道，长期不愈合，窦道周围皮肤常有色素沉着，窦道口有肉芽组织增生。有时有小块死骨片自窦道排出。急性感染发作时，局部红肿、疼痛、流脓，可伴有恶寒、发热等全身症状，急性发作约数月、数年一次，反复发作；常由于体质不好或身体抵抗力低下情况下可以诱发。

3.影像学检查

X线片见受累骨失去原有外形，骨干增粗，骨质增生、增厚、硬化，骨腔不规则、变窄或消失，有大小不等的死骨，如是火器伤偶可见金属异物存留。死骨致密，周围可见一透亮带，为肉芽组织或脓液将死骨与正常组织分离所致，此为慢性骨髓炎特征，死骨外包壳常被脓液侵蚀形成瘘孔。CT片可以显示出脓腔与小型死骨。部分病例行窦道造影可以充分显示窦道和脓腔。

4.并发症

（1）关节强直：病变侵犯邻近关节，关节软骨被破坏，使关节呈纤维性或骨性强直，或因长期制动固定所致。

（2）屈曲畸形：多因急性期患肢未做制动牵引，软组织瘢痕挛缩所致。

（3）患肢增长或短缩：多见于儿童患者，因炎性刺激骨骺，或骺板破坏，导致过度生长或生长障碍。

(4)关节内外畸形：多为儿童患者因骨骺或骺板受累致使发育不对称所致。

(5)病理性骨折或脱位：感染造成骨质破坏可致骨折，慢性骨髓炎的受累骨质虽粗大但脆弱，易发生骨折，局部肌肉牵拉又可导致脱位。

(6)癌变：窦口皮肤长期不愈，反复的炎性刺激可致癌变，常为鳞状上皮癌。

5.鉴别诊断

(1)硬化性成骨肉瘤：一般无感染史，X线片示恶性膨胀性生长、骨质硬化并可见放射状骨膜反应，病变可穿破骨皮质进入软组织内。

(2)骨样骨瘤：以持续性疼痛为临床特点的良性骨肿瘤。位于骨干者，皮质上可见致密阴影，整段骨干变粗、致密，其间有小的透亮区，即"瘤巢"1 cm左右，肿瘤可见小死骨，周围呈葱皮样骨膜反应。位于骨松质者，也有小透亮区，周围仅少许致密影，无经久不愈的窦道。病理检查有助于鉴别。

(3)骨结核：发病渐进，可有结核中毒症状，X线片示以骨质破坏为主。一般不易混淆，结合病史、病程、症状体征及X线片等可以鉴别。但当慢性骨髓炎和骨结核合并混合感染时，两者均有经久不愈的窦道，X线片均可见死骨和骨质增生硬化，不易区分，有时须靠细菌学和病理学检查加以鉴别。

(三)治疗

慢性骨髓炎的治疗原则是尽可能彻底清除病灶，摘除死骨，清除增生的瘢痕和肉芽组织，消灭无效腔，改善局部血液循环，为愈合创造条件。由于此期患者体质多虚弱，病变部位病理复杂、血供不畅，单用药物不能奏效，必须采用中西医结合、内外同治、手术和药物相结合的综合疗法。

1.药物治疗

根据细菌培养及药物敏感试验，选择大剂量的有效抗生素，进行为期6～12周的治疗。并配合全身的营养支持治疗，予高蛋白、高营养、高维生素饮食等，必要时输血。

2.手术治疗

(1)手术指征：凡有死骨、无效腔、窦道流脓，且有充分新骨形成包壳，可替代原有骨干而支持肢体者，均应手术治疗。术前、术后、术中应给予足量有效的抗生素。术前改善全身情况，如予高蛋白饮食、输血等，增强抵抗力。

(2)手术禁忌证：①慢性骨髓炎急性发作期不宜做病灶清除术，应以抗生素治疗为主，积脓时宜切开引流。②大块死骨形成而包壳尚未充分生成者，过早取掉大块死骨会造成长段骨缺损,该类病例不宜手术取出死骨,须待包壳生成后再手术。但近年来已有在感染环境下植骨成功的报告,因此可视为相对禁忌证。

(3)手术方法:①病灶清除术,即碟形凿骨术(图5-3),切除窦道,摘除死骨,清除肉芽组织、坏死组织及瘢痕组织,然后用骨凿凿除骨腔边缘部分骨质,使骨腔呈碟形。应注意不可去除过多骨质,防止骨折发生。如行病灶清除术后骨腔较大,可将附近的肌肉做带蒂肌瓣填充术(图5-4)或滴注引流法以消灭无效腔。②骨移植术,对于骨缺损较大的慢性骨髓炎患者可根据骨缺损的情况,选用开放性网状骨移植或带血管的游离骨移植术填充缺损,术后可行闭式持续冲洗或植入用庆大霉素-骨水泥珠链(图5-5),进行局部抗生素治疗,以消灭骨无效腔。③病灶切除术,病骨部分切除,不影响功能者,可局部切除。如腓骨中上段、髂骨、肋骨、股骨大粗隆、桡骨头、尺骨下端和肩胛骨等部位的骨髓炎。④截肢术,指征为病程较长的慢性骨髓炎患者,受累骨质广泛,肢体严重畸形,患肢失用,功能完全丧失或周围皮肤有恶变者。应用极少,要严格把握指征。

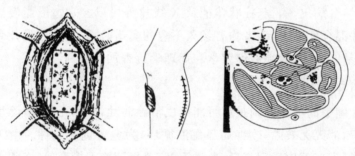

图 5-3　碟形凿骨术

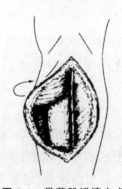

图 5-4　带蒂肌瓣填充术

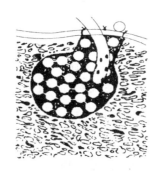

图 5-5　庆大霉素-骨水泥珠链植入

三、慢性化脓性骨髓炎的特殊类型

(一)慢性局限性骨脓肿

慢性局限性骨脓肿是指一种侵犯长骨端松质骨的孤立性骨髓炎。多见于儿童和青年,胫骨上端和下端,股骨、肱骨和桡骨下端为好发部位。

1.病因病理

一般认为是低毒性的细菌感染所致,或因身体对病菌抵抗力强而使化脓性骨髓炎局限于骨髓的一部分。致病菌常为金黄色葡萄球菌、柠檬色葡萄球菌、白色葡萄球菌。脓肿的内容物,初期为脓液或炎性液体,中期脓液逐渐为肉芽组织代替,后期肉芽组织周围因胶原化而形成纤维囊壁。

2.临床表现与诊断

(1)病史:患者可能有肢体干骺端急性炎症发病史。

(2)症状与体征:病程往往迁徙性,持续数年之久。患肢轻度肿胀、疼痛、时轻时重,可有压痛、叩痛,症状可反复发作,长期存在。当劳累或轻微外伤后,可引起急性发作,疼痛加剧,肿胀加重及皮温升高,并可累及邻近关节。罕见有皮肤发红,使用抗生素后炎症表现迅速消退。

(3)实验室检查:血常规可见白细胞计数增高和中性粒细胞核左移。脓液细菌培养常为阴性。

(4)影像学检查:X线片可见长骨干骺端或骨干皮质显示圆形或椭圆形低密度骨质破坏区,边缘较整齐,周围密度增高为骨质硬化反应,硬化带与正常骨质明显分界。

本病需与干骺端结核相鉴别,结核发于干骺端时,破坏广泛,周围边缘不整齐,密度不增高,骨破坏腔内可见死骨,并易侵犯关节,而本病多不破坏关节。

3.治疗

(1)抗感染治疗:确诊后使用广谱抗生素。

(2)手术治疗:手术时间为在两次急性发作的间歇期。术前术后都需要使用抗生素。手术方法为凿开脓肿腔,清除脓肿,彻底刮除腔壁肉芽组织,缝合伤口,必要时根据病情、部位配合滴注引流。

(二)硬化性骨髓炎

硬化性骨髓炎又称加利骨髓炎,是一种由低毒性感染引起,以骨质硬化为主要特征的慢性骨髓炎。本病多发于长骨的骨干,如胫骨、股骨、腓骨、尺骨等部位,尤以胫骨为好发部位。

1.病因病理

(1)病因:病因尚未完全明确。一般认为是骨组织的低毒性感染,有强烈的成骨反应,产生弥漫性骨质硬化;亦有认为是骨组织内有多个小脓肿,骨内张力很高,因此患者常因病变部位酸胀疼痛而就诊。

(2)病理:本病的主要病理变化过程以骨质硬化改变为主,髓腔变窄甚至消失,没有骨或骨髓化脓、坏死,无死骨形成。在病灶内亦不易发现致病菌。

2.临床表现与诊断

(1)病史:患者可能有损伤病史。

(2)症状与体征:慢性骨髓炎起病多为慢性过程,患处酸胀、疼痛,时轻时重,多有夜间疼痛加重。局部肿胀不明显,多无红肿、发热,症状可反复,劳累或久站、行走多时,疼痛加重。

(3)实验室检查:病灶中细菌培养一般为阴性。白细胞计数可有改变,血沉可有加快。

(4)影像学检查:X线片可见局限或广泛的骨质增生硬化现象。骨皮质增厚,髓腔狭窄甚至消失,病骨密度增高,常呈梭形。在骨质硬化区内一般无透明的骨破坏,病程长的病例中,可见小而不规则的骨质破坏区。多无软组织肿胀。

本病需与硬化性骨肉瘤、尤文肉瘤、畸形性骨炎、骨梅毒等相鉴别。

3.治疗

抗生素抗感染治疗,缓解急性发作所致的疼痛。对于部分病例,非手术治疗难以奏效者。需手术治疗。

(1)抗感染治疗:确诊后使用广谱抗生素。

(2)手术治疗:非手术治疗无效者可行手术治疗,凿开骨皮质,切除增生硬化的骨组织,并清除肉芽组织或脓液,贯通闭合的骨髓腔,以解除髓腔内张力,缓解疼痛。

第三节　风湿性关节炎

风湿性关节炎属变态反应性疾病,是风湿热的主要表现之一。多以急性发热及关节疼痛起病,典型表现是轻度或中度发热,游走性多关节炎,受累关节多为膝、踝、肩、肘、腕等大关节,常见由一个关节转移至另一个关节,病变局部呈现红、肿、灼热、剧痛,部分患者也有几个关节同时发病,不典型的患者仅有关节疼痛而无其他炎症表现,急性炎症一般于 2～4 周消退,不留后遗症,但常反复发作。若风湿活动影响心脏,则可发生心肌炎,甚至遗留心脏瓣膜病变。约 80% 患者的发病年龄在 20～45 岁,以青壮年为多,女性多于男性。

一、临床特点

(一)症状

(1)风湿性关节炎的局部典型症状:关节疼痛,多由一个关节转移至另一个关节,常对称发病。

(2)风湿病的全身多种症状:如风湿病处于急性期或慢性活动阶段,则可同时出现其他多种急性风湿病的临床表现,如上呼吸道感染史、发热、心肌炎、皮肤渗出型或增殖型病变、舞蹈病、胸膜炎、腹膜炎、脉管炎、肾炎等;如风湿病处于慢性阶段,则可见到各种风湿性心瓣膜病的改变。

(二)体征

患者多表现为游走性关节炎,多由一个关节转移至另一个关节,常对称累及膝、踝、肩、腕、肘、髋等大关节,局部呈红、肿、热、痛的炎症表现,但永不化脓,部分患者数个关节同时发病,亦可波及手足小关节或脊柱关节等。

急性游走性大关节炎,常伴有风湿热的其他表现如心肌炎、环形红斑、皮下结节等,血清中抗链球菌溶血素"O"凝集效价明显升高,咽拭子培养阳性和血白细胞增多等。

二、诊断要点

(1)病史:发病前 1～4 周可有溶血性链球菌感染史。

(2)临床症状与体征。

(3)实验室检查:白细胞计数轻度或中度增高,中性粒细胞稍增高,常有轻度贫血。尿中有少量蛋白、红细胞和白细胞。血清中抗链球菌溶血素"O"多在500单位以上。血沉多增快。

(4)X线表现:风湿病伴关节受累时,不一定都有阳性X线征象。有的患者,其关节X线全无异常表现,有的患者则受累关节显示骨质疏松。有时风湿性心脏病患者的手部X线与类风湿关节炎的变化很相似,易出现掌骨头桡侧骨侵蚀面形成钩状畸形。

本病的诊断目前仍采用1965年修订的Jones标准,即以心肌炎、多发性关节炎、舞蹈病、环形红斑及皮下结节为主要诊断依据,以既往风湿热史或现在有风湿性心脏病、关节痛、发热、血沉增快、C反应蛋白阳性或白细胞计数增多及心电图P-R间期延长作为次要依据。凡临床上有以上2项主要表现或1项主要表现加2项次要表现,并近期有乙型链球菌感染和其他证据等而做出诊断,如果抗"O"增高或咽拭子培养阳性者可以明确诊断。

三、治疗思路

现代医学对本病的治疗主要是针对急性风湿病,使用青霉素控制链球菌感染,水杨酸制剂解热消炎止痛改善症状,合并有心肌炎者考虑用肾上腺皮质激素。

(1)一般治疗:急性期应卧床休息,加强护理,加强营养。症状消失及实验室检查正常2周后方可逐渐增加活动。

(2)控制乙型链球菌感染:成人青霉素肌内注射80万单位,每天2次,共10～14天。青霉素过敏者,可改用红霉素、螺旋霉素等治疗。

(3)控制症状药:①非甾体抗炎药。可内服西乐葆(痛博士)、美洛昔康胶囊、尼美舒利、扶他林(双氯芬酸钠)缓释片等。复合制剂:科洛曲片等。②糖皮质激素。消炎作用强,用于有心肌炎或其他抗风湿药无效时。常用量:甲泼尼龙40 mg/d;地塞米松5～10 mg/d;氢化可的松;200～300 mg/d。

参 考 文 献

［1］孔祥燕.创伤骨科护理学［M］.北京：北京大学医学出版社,2020.

［2］徐忠,常瑞,吴涛.骨科基础与临床治疗［M］.延吉：延边大学出版社,2019.

［3］陈世益,冯华.现代骨科运动医学［M］.上海：复旦大学出版社,2020.

［4］王文革.现代骨科诊疗学［M］.济南：山东大学出版社,2021.

［5］陈国武.骨与脊柱疾病微创手术治疗新进展［M］.武汉：湖北科学技术出版社,2018.

［6］王振兴.骨科临床常见疾病诊断与手术［M］.哈尔滨：黑龙江科学技术出版社,2021.

［7］鲁玉来,刘玉杰,周东生.骨科微创治疗技术［M］.北京：人民军医出版社,2010.

［8］王本龙.实用骨科疾病诊疗要点［M］.长春：吉林科学技术出版社,2019.

［9］张建.新编骨科疾病手术学［M］.开封：河南大学出版社,2021.07.

［10］蒋胜波.骨科微创技术理论与临床实践［M］.北京：科学技术文献出版社,2020.

［11］谢显彪.骨科疾病诊治精要与微创技术［M］.北京：科学技术文献出版社,2020.

［12］沈尚模.骨科疾病临床诊疗思维［M］.昆明：云南科技出版社,2020.

［13］张钦明.临床骨科诊治实践［M］.沈阳：沈阳出版社,2020.

［14］吕浩.临床骨科疾病诊断技巧与治疗方案［M］.北京：科学技术文献出版社,2021.

［15］潘月兴.实用骨科诊疗学［M］.哈尔滨：黑龙江科学技术出版社,2020.

［16］王华.常见骨科疾病的诊治［M］.北京：中国纺织出版社,2020.

[17] 桂成艳.临床骨科诊治基础与技巧[M].长春:吉林科学技术出版社,2019.

[18] 陈品奇.骨科临床检查与诊断[M].昆明:云南科技出版社,2019.

[19] 张拥涛.现代骨科诊疗技术[M].北京:科学技术文献出版社,2020.

[20] 孟涛.临床骨科诊疗学[M].天津:天津科学技术出版社,2020.

[21] 邸禄芹.创伤骨科患者围术期管理[M].北京:科学技术文献出版社,2021.

[22] 朱伟民.现代骨科疾病临床路径[M].天津:天津科学技术出版社,2020.

[23] 刘洪亮.现代骨科诊疗学[M].长春:吉林科学技术出版社,2020.

[24] 吴修辉.实用骨科疾病治疗精粹[M].北京:中国纺织出版社,2020.

[25] 王伟,梁津喜,杨明福.骨科临床诊断与护理[M].长春:吉林科学技术出版社,2020.

[26] 周华江.实用骨科诊疗学[M].天津:天津科学技术出版社,2020.

[27] 周阳.骨科专科护理[M].北京:化学工业出版社,2020.

[28] 杨庆渤.现代骨科基础与临床[M].北京:科学技术文献出版社,2020.

[29] 毕成.骨科疾病处置要点[M].昆明:云南科技出版社,2019.

[30] 户红卿.骨科疾病临床诊疗学[M].昆明:云南科技出版社,2020.

[31] 葛磊.临床骨科疾病诊疗[M].北京:科学技术文献出版社,2020.

[32] 孙晓新.骨科疾病诊治与康复[M].北京:科学技术文献出版社,2019.

[33] 韩永远.实用临床骨科治疗学[M].哈尔滨:黑龙江科学技术出版社,2020.

[34] 邹天南.临床骨科诊疗进展[M].天津:天津科学技术出版社,2020.

[35] 程军.新编骨科技术与临床应用[M].天津:天津科学技术出版社,2020.

[36] 于大鹏,陈玲玲.锁骨骨折微创髓内固定的研究进展[J].中国微创外科杂志,2021,21(7):652-656.

[37] 刘源城,温湘源,黄复铭,等.直接前方入路联合直接后方入路治疗 Pipkin Ⅳ 型股骨头骨折[J].中华骨科杂志,2021,41(1):26-32.

[38] 雷剑飞.腰椎管狭窄症手术治疗的研究进展[J].国际医药卫生导报,2021,27(3):469-471.

[39] 张海存.前路颈椎间盘镜技术治疗颈椎间盘突出症的临床价值体会[J].世界最新医学信息文摘,2021,21(37):21-22.

[40] 尹健,沈玉萍.化脓性骨髓炎细菌培养及药敏试验结果分析[J].医药前沿,2021,11(4):5-6,26.